Maja Simonoska Crcarevska
Marija Glavas Dodov
Nikola Lazarevski

Formulação e variáveis de processo que influenciam as propriedades das nanopartículas

Maja Simonoska Crcarevska
Marija Glavas Dodov
Nikola Lazarevski

Formulação e variáveis de processo que influenciam as propriedades das nanopartículas

ScienciaScripts

Cover image: www.ingimage.com

This book is a translation from the original published under ISBN 978-620-2-07766-8.

Publisher:
Sciencia Scripts
is a trademark of
Dodo Books Indian Ocean Ltd. and OmniScriptum S.R.L publishing group

120 High Road, East Finchley, London, N2 9ED, United Kingdom
Str. Armeneasca 28/1, office 1, Chisinau MD-2012, Republic of Moldova, Europe
Printed at: see last page
ISBN: 978-620-7-93502-4

Índice

Resumo

A abordagem racional da conceção e formulação de formas de dosagem eficazes e seguras para o tratamento eficaz de certas doenças abrange a orientação do fármaco para o local de ação, bem como o controlo da taxa de libertação e retenção do fármaco no local de ação. Dada a toxicidade de certos fármacos, os problemas associados à resistência a múltiplos fármacos e as propriedades farmacocinéticas favoráveis oferecidas pelos sistemas de administração de fármacos nanoparticulados (NDDS), o nanoencapsulamento é uma abordagem interessante e exigente para obter os benefícios desejados de redução da toxicidade e de aumento da acumulação do fármaco no tecido/órgão-alvo. O primeiro passo a dominar na conceção de NDDS é prolongar o tempo de circulação sanguínea, fornecendo nanopartículas (NPs) de tamanho adequado (<200 nm), carga superficial (de preferência neutra), forma e propriedades superficiais (de preferência hidrofílicas) como condições básicas para contornar o sistema de fagócitos mononucleares e alcançar a desejada acumulação de NDDS no tecido alvo. Assim, ao otimizar as formulações de NP para obter as características desejadas *in vivo,* é muito importante ter em conta os diferentes factores de preparação, formulação e processo que podem influenciar o tamanho da NP, o potencial zeta, a eficiência da encapsulação e a dissolução do fármaco, entre outras propriedades. Esta revisão apresenta uma panorâmica dos factores mais estudados que influenciam as propriedades físico-químicas e biofarmacêuticas das NDDS.

1. Introdução

Nos últimos anos, as nanopartículas (NPs) têm sido amplamente estudadas como portadores promissores de substâncias activas hidrofílicas ou lipofílicas para o tratamento de várias doenças, incluindo o cancro (Nguyen et al., 2015), distúrbios imunológicos (Dube et al., 2014; Knuschke et al, 2014), doenças psiquiátricas (Esposito et al., 2012), condições neurodegenerativas (Yin et al., 2015), distúrbios metabólicos (Yu et al., 2015) e infecções (Chakraborti et al., 2014), bem como para fins de diagnóstico (Misra etal., 2015). Para que estes sistemas de entrega sejam considerados fármacos de alta qualidade, eficazes e seguros, devem ser formulados de modo a que se caracterizem por determinadas propriedades físico-químicas que lhes permitam permanecer na corrente sanguínea durante tempo suficiente sem serem eliminados pelo sistema imunitário do organismo através do sistema de fagócitos mononucleares (MPS) e, assim, atingir o alvo desejado sem afetar os tecidos saudáveis, enquanto as propriedades da sua matriz e/ou invólucro permitem uma incorporação satisfatória e a libertação controlada do fármaco encapsulado. Para tal, é necessário escolher um método de preparação adequado e otimizar os parâmetros de formulação de modo a permitir a formação de partículas com as características desejadas.

Existem muitos métodos descritos na literatura para a preparação de NPs e, em geral, eles podem ser divididos em duas categorias: métodos baseados em precipitação e métodos baseados em emulsificação (Mora-Huertas et al., 2011). O primeiro grupo de métodos baseia-se na precipitação de polímeros, que ocorre em condições de dispersão espontânea e formação de partículas a partir da solução de polímeros após a auto-montagem de macromoléculas ou a síntese de complexos polielectrólitos. Entre os exemplos destes métodos contam-se a deslocação do solvente (também conhecida por nanoprecipitação), a difusão do solvente (ou deposição interfacial), a preparação de polimersomas e o chamado método camada por camada. É, por conseguinte, essencial conhecer os métodos de preparação e as características dos materiais utilizados, a fim de garantir a robustez do processo. Os métodos pertencentes ao segundo grupo são a emulsificação-difusão (também conhecida como emulsão-deslocamento do solvente), a emulsificação-evaporação do solvente e a emulsificação-coacervação. Nestes métodos, as partículas são formadas em duas fases: na primeira fase, é formada uma emulsão, enquanto na segunda fase, as partículas são formadas por precipitação ou ligação de polímeros.

Dependendo do método de preparação escolhido, muitos parâmetros do processo e da formulação podem influenciar as características físico-químicas e biofarmacêuticas das NPs. Com base numa extensa revisão da literatura, este manuscrito apresenta uma panorâmica pormenorizada dos dados documentados sobre a influência destes parâmetros no tamanho, no potencial zeta, na eficiência de encapsulação e na dissolução do fármaco das NPs preparadas por métodos de nanoprecipitação e emulsificação, uma vez que estas são algumas das características físico-químicas e biofarmacêuticas mais importantes que definem o comportamento in vitro e in vivo das NPs.

2. Tamanho das partículas - factores que influenciam

A dimensão das partículas é um dos principais factores físico-químicos que determinam o destino in vivo dos sistemas de administração de medicamentos em nanopartículas. O tamanho das NP é influenciado por múltiplos factores, como o método de preparação, a formulação e os parâmetros do processo.

2.1. Métodos baseados na nanoprecipitação

A Tabela 1 apresenta uma visão sistemática dos dados bibliográficos disponíveis sobre as variáveis mais frequentemente estudadas em termos do tamanho das NPs preparadas por métodos baseados na nanoprecipitação. Pode concluir-se que o tamanho das NPs depende de diversas variáveis, as mais importantes das quais - o tipo e a quantidade de polímero utilizado, o tipo e a concentração de tensioativo utilizado, o tipo de solvente orgânico e a velocidade de agitação - serão examinadas em pormenor nesta secção.

2.1.1. Tipo de polímero

Muitos autores estudaram a influência do *tipo de polímero* no tamanho das nanopartículas. As formulações de nanopartículas preparadas por Leroueil-Le Verger et al (Leroueil-Le Verger et al, $_{8515}$1998) foram baseadas nos polímeros PCL e PLA50GA50, PLA GA e PLA100 e caracterizaram-se por diferentes tamanhos de partículas (122,7-208,4 nm) (PCL > PLA50GA50 > PLA85GA15 > PLA100). Estas diferenças de tamanho estão provavelmente associadas a diferenças nos estados cristalino e amorfo dos polímeros durante a precipitação das suas soluções orgânicas na fase aquosa. Estudos cristalográficos (raios X) e de calorimetria diferencial de varrimento (DSC) mostraram que as NPs de PLA50GA50, PLA85GA15 e PLA100 se encontravam num estado amorfo, enquanto as NPs de PCL se caracterizavam pela presença de domínios cristalinos e amorfos. Com base no trabalho de Rastogi e Terry (Rastogi e Terry, 2005) sobre a análise do comportamento de poliésteres e polihidroxialcanoatos, Mora-Huertas et al. (Mora-Huertas et al., 2011) observaram que a semi-cristalinidade da PCL produziria muito provavelmente núcleos de precipitação maiores em comparação com os núcleos obtidos a partir de polímeros amorfos como a PLGA e a PLA. De Oliveira et al (deOliveira et al., 2013) investigaram a influência de várias propriedades das fases orgânica e aquosa durante a preparação de NPs biodegradáveis com PLGA (PLGA01 (Mw 60.000 g/mol e relação L/G 50:50), PLGA02 (Mw 75.000 g/mol e relação L/G 65:35) e PLGA03 (Mw 75.000 g/mol e relação L/G 85:15)), PCL e PBS:PBDL. $_H$As partículas mais pequenas com um raio hidrodinâmico (HR) de ~50 nm foram obtidas quando se utilizou PLGA01 e PBS:PBDL, enquanto a utilização de PCL levou à formação das NPs maiores (R 88,6 nm). Entre os polímeros de PLGA, o tamanho das partículas aumentou na seguinte ordem: PLGA01 < PLGA02 < PLGA03 (RH 51,8, 72,1 e 85,0 nm, respetivamente). Os autores explicam estas observações pela hidrofilicidade/hidrofobicidade dos polímeros. De facto, formaram-se partículas mais pequenas quando se utilizaram polímeros mais hidrofílicos, uma vez que, no caso dos polímeros hidrofóbicos, é necessário um maior número de cadeias poliméricas para conseguir a estabilização dos núcleos das NP. Riley et al (Riley et al., 1999) e Govender et al (Govender et al., 2000) prepararam nanopartículas utilizando PLA e vários tipos diferentes de copolímeros PLA-PEG com diferentes rácios PLA/PEG. O tamanho das partículas determinado foi da ordem dos 28,2-124,6 nm para nanopartículas vazias (sem fármaco) no trabalho de Riley et al. (Riley et al., 1999) e 27,6-152,4 nm no trabalho de Govender et al. (Govender et al., 2000). A comparação do tamanho das partículas produzidas com diferentes polímeros mostrou uma tendência para o aumento do tamanho com o aumento da proporção de PLA no copolímero. As NPs preparadas a partir de PLA isolado eram significativamente maiores do que as NPs preparadas a partir de um copolímero com um bloco de PLA quase idêntico (PLA-PEG 30:5) - 124,6 *vs.* 63,8 nm, respetivamente. As diferenças observadas sublinham que o bloco PEG nos copolímeros PLA-PEG com um rácio PLA/PEG relativamente baixo tem provavelmente uma grande influência na formação das NPs, sugerindo que estes copolímeros formam provavelmente auto-associados do tipo micela onde o bloco PLA se associa sob a forma de cadeias lineares no núcleo da NP (Govender et al., 2000). Por outro lado, o comportamento dos copolímeros com rácios PLA/PEG elevados (PLA-PEG 75:5 e 110:5) é mais semelhante ao do homopolímero PLA, em que durante a precipitação os blocos PLA na fase aquosa se aglomeram sob a forma de cadeias emaranhadas. Resultados semelhantes relativos à influência dos blocos de PEG no tamanho das partículas foram obtidos por Ameller et al (Ameller et al., 2003; Ameller et al., 2004). Eles prepararam NPs a partir de polímeros de PLA, PLGA e PCL, bem como copolímeros de PEG: PLA-PEG 45-5, PLA-PEG 45-20, PCL-PEG 40-5 e PLGA-PEG 45-5. Os resultados obtidos (tamanho de partícula entre 203 e 294 nm (Ameller et al., 2003) mostraram que a presença de cadeias de PEG tendia a reduzir ligeiramente o tamanho médio das nanopartículas, independentemente da natureza poliéster do núcleo. Jeong et al (Jeong et al., 2004) prepararam nanopartículas de PCL-PEG utilizando copolímeros de PCL-PEG com diferentes comprimentos de segmentos de PCL, com o objetivo de determinar a influência do tipo de polímero no tamanho das nanopartículas. Os tamanhos das partículas variaram entre 71 ± 21 nm e 93 ± 31 nm para as nanopartículas vazias, e entre 276 ± 81 nm e 458 ± 178 nm para as nanopartículas carregadas com fármacos. Os resultados mostraram que o tamanho das nanopartículas aumentava à medida que o comprimento dos blocos de PCL aumentava. Wang e Tan (Wang e Tan, 2016) prepararam NPs carregadas com 10-hidroxicamptotecina por um método de nanoprecipitação em duas etapas usando copolímeros multibloco PEG/PLLA com diferentes proporções molares de alimentação inicial de LLA e EO (PEG-PLLA15 (proporção LLA-EO de 15), PEG-PLLA20 (relação LLA-EO de 20), PEG-PLLA25 (relação LLA-EO de 25) e PEG- PLLA30 (relação LLA-EO de 30)) e PCL com grupos terminais carboxilo (PCL-COOH) como estabilizador. O diâmetro médio das partículas variou de 83,5 a 142,5 nm para o branco e de 90,3 a 148,4 para as partículas carregadas com o fármaco. O tamanho das NP diminuiu com o aumento do teor de LLA no copolímero (PEG-PLLA15 > PEG-PLLA20 > PEG-PLLA25 > PEG-PLLA30). Este facto deve-se provavelmente à maior estabilidade termodinâmica das NPs obtida com comprimentos crescentes do componente hidrofóbico do copolímero, ou seja, o LLA.

2.1.2. Massa molar do polímero

A influência da *massa molar do polímero* no tamanho das NP foi estudada por vários autores. Fonseca et al (Fonseca et al., 2002), utilizando PLGA (Resomer®) com diferentes massas molares: RG 502H (Mw 6.000), RG 502 (Mw 14.500) e RG 755 (Mw 63.600), obtiveram nanopartículas com um tamanho de 117 ± 2, 132 ± 2 e 159 ± 3 nm para nanopartículas sem fármaco, e 122 ± 3, 133 ± 2 e 160 ± 2 nm para nanopartículas carregadas com paclitaxel, respetivamente. As nanopartículas preparadas por Giannavola et al (Giannavola et al., 2003) com PLA Mw 16.000; 109.000 e 209.000 tinham um tamanho de 131,5 ± 0,3, 92,5 ± 1,7 e 51,2 ± 0,1 nm, respetivamente. Legrand et al (Legrand et al., 2007) obtiveram NPs de PLA (Mw 22.600 -124.800 g/mol) com um diâmetro hidrodinâmico entre 75 e 325 nm. O diâmetro das NPs preparadas por Murakami et al (Murakami et al., 2000) foi da ordem de 201-225 nm antes e 182-231 nm após a liofilização para as NPs de PLA (Mw 4.350 - 15.830) e 234-266 nm antes e 237-264 nm após a liofilização para as NPs de PLGA (Mw 4.960 - 54.110; rácio L/G 85/15 e 75/25). Todas as formulações preparadas por Musumeci et al (Musumeci et al., 2006) usando PLA Mw 16.000; 109.000 e 209.000 tinham um tamanho de partícula entre 100 e 200 nm. Os resultados obtidos permitem-nos concluir que a massa molar do polímero tem uma ligeira influência no tamanho das nanopartículas (Fonseca et al., 2002; Legrand et al., 2007; Murakami et al., 2000). Em geral, observou-se um maior tamanho de NP para as partículas preparadas com polímeros de maior massa molar, exceto no caso do PLA, em que o aumento da massa molar resultou num menor tamanho de NP (Giannavola et al., 2003; Musumeci et al., 2006). Esta constatação está provavelmente relacionada com o aumento da hidrofobicidade do polímero à medida que a massa molar aumenta, contribuindo provavelmente para a menor solubilidade do polímero em água, resultando numa precipitação mais rápida do polímero e na formação de um maior número de nanopartículas com uma capacidade limitada de aumento de tamanho (Giannavola et al., 2003; Musumeci et al., 2006). Murakami et al (Murakami et al., 2000) verificaram que o rácio L/G em PLGA não tinha influência no tamanho das NP.

2.1.3. Concentração de polímero

A influência da *concentração do polímero foi* estudada por muitos autores. Todos eles, com exceção de Jeong et al (Jeong et al., 2004) e Lince at al (Jeong et al., 2004; Lince et al., 2011), mostram um aumento do tamanho das NP proporcional ao aumento da concentração do polímero, ou seja, da quantidade de polímero. No entanto, o mecanismo subjacente a esta observação só foi explicado por alguns autores. Chacon et al (Chacon et al., 1996), que prepararam nanopartículas de PLGA com um tamanho entre 50 e 150 nm, atribuíram este resultado ao fenómeno de coalescência e/ou agregação durante o processo de preparação. A coalescência depende muito provavelmente da quantidade de polímero, que influencia a taxa de precipitação do polímero. A evaporação do solvente permite a formação de gotículas mais concentradas e a nucleação de partículas. Riley et al (Riley et al., 1999), no caso do PLA-PEG 45:5, determinaram que o aumento do tamanho das partículas (de 28 para 157 nm) era função da concentração de polímero dissolvido na fase orgânica. Eles salientaram que, neste caso, o bloco estabilizador PEG é significativamente mais pequeno do que o bloco PLA e provavelmente não tem influência significativa na agregação do copolímero durante a precipitação. De facto, a formação de NPs neste caso é mais semelhante à que ocorre quando são utilizados homopolímeros de PLA e PLGA, ou seja, a aglomeração das cadeias de PLA ocorre após a precipitação na fase não-solvente. Uma explicação mais pormenorizada pode ser encontrada no trabalho de Jung et al (Jung et al, 2000), que prepararam NPs com um método de nanoprecipitação modificado, utilizando poliésteres ramificados biodegradáveis tipo pincel, sintetizados à medida, com uma espinha dorsal hidrofílica carregada negativamente (SB-PVA-g-PLGA) (104-119 nm) e Beck-Broichsitter et al. (Beck-Broichsitter et al., 2010), que prepararam NPs P(VS-VA)-g-PLGA com tamanhos compreendidos entre 59 e 191 nm. Observam que o método de nanoprecipitação se baseia na rápida difusão do solvente através da interface para a fase externa, levando à agregação do polímero e à formação de partículas coloidais. Na sua opinião, o mecanismo de formação de NP pode ser comparado a um processo de "difusão e encalhamento". Este processo ocorre em processos de emulsificação espontânea e pode ser explicado por variações locais na tensão interfacial entre as duas fases (solução sem solvente/polímero) devido à difusão de um terceiro líquido (solvente puro). Estas variações diminuem a tensão interfacial e induzem uma turbulência interfacial ou uma agitação espontânea na interface entre as duas fases líquidas, regida pelo chamado efeito "Marangoni". Deste modo, a forma elíptica inicial das camadas de solvente injectadas continua a decompor-se em gotículas mais pequenas, até restarem agregados de polímeros não divisíveis. A difusão do solvente da fase interna para a fase externa leva a um aumento da concentração do polímero, resultando num aumento da pressão osmótica e da viscosidade da solução de polímero, bem como numa diminuição da velocidade de difusão, que tende a atingir zero. Se forem esperadas condições de afundamento (isto é, se a fase externa for suficientemente grande para absorver completamente a fase interna), este processo dependerá apenas do número de moléculas de polímero na fase interna e do seu comportamento na solução. De facto, quanto maior for a concentração de polímero na fase orgânica, mais fraca será a difusão e, consequentemente, formar-se-ão NPs maiores. Do mesmo modo, a dependência do tamanho das NPs em relação à concentração do polímero foi explicada por Legrand et al (Legrand et al., 2007), que prepararam NPs utilizando PLA de diferentes massas molares (22 600 - 124 800 g/mol), como já foi referido, e Guhagarkar et al (Guhagarkar et al., 2009), que prepararam NPs de PES com tamanhos inferiores a 500 nm. De acordo com Legrand et al. (Legrand et al., 2007), a agregação do polímero predomina em soluções de polímeros orgânicos com concentrações de proteínas acima da concentração limite entre os estados diluído e semi-diluído. Assim, quando a solução orgânica de PLA é adicionada à fase aquosa, a difusão do não-solvente leva à associação das cadeias poliméricas e à sua solidificação segundo dois processos diferentes, consoante o estado do PLA na solução orgânica (diluído ou semi-diluído). No caso do PLA diluído, as cadeias de PLA são independentes umas das outras e estão separadas por um solvente de tal forma que a água penetra entre elas. Desta forma, são isolados aglomerados de polímero com um tamanho definido. À medida que a solução de polímero se torna mais diluída, os aglomerados tornam-se mais pequenos. À medida que a concentração do polímero aumenta, a fração da solução orgânica não envolvida na solvatação do polímero diminui e o tamanho do aglomerado aumenta, até se atingir um estado semi-diluído. Neste ponto, as cadeias de polímero sobrepõem-se e a difusão de água conduz inevitavelmente à precipitação da maior parte do polímero. Este estudo demonstrou que, no chamado estado diluído, a coexistência transitória de regiões ricas em água e de regiões de solvente ricas em polímero à nanoescala é necessária para a formação de NP. Este facto está de acordo com as explicações propostas para a formação de NPs através do efeito "Marangoni" ou do chamado efeito "Ouzo" (Ganachaud e Katz, 2005; Legrand et al., 2007; Murakamiet al., 1999). Tavares et al. (Tavares et al., 2017) usaram PCL como polímero e copolímero tribloco PEO-PPO (poloxamer 188 ou Pluronic F68) como agente de revestimento para preparar NPs para aplicação farmacêutica. A concentração de PCL teve um efeito significativo no tamanho das NPs, ou seja, para concentrações de PCL de 0,2, 0,4 e 0,6% (p/v), os tamanhos de partícula correspondentes foram 163,8 ± 1,65, 184,3 ± 2,07 e 206,3 ± 1,30 nm. O mecanismo proposto para explicar este fenómeno é que o aumento da viscosidade quando são utilizadas concentrações mais elevadas de polímero diminui o coeficiente de difusão e leva à formação de NPs maiores (Tavares et al., 2017).

2.1.4. Tipo de tensioativo

O tamanho das NP é também influenciado pelo *tipo* e *concentração do surfactante.* Os estudos de Giannavola et al. (Giannavola et al., 2003), que utilizaram Tween 80, Triton X100, Brij 96 e poloxâmero 188 para preparar nanopartículas de PLA, e Shenoy e Amiji (Shenoy e Amiji, 2005), que prepararam nanopartículas de PEO-PCL utilizando poloxâmero 188 e poloxâmero 338 (Pluronic F108), mostraram que o tipo de tensioativo não teve influência no tamanho das nanopartículas. Giannavola et al

(Giannavola et al., 2003) obtiveram NPs inferiores a 200 nm com cada um dos tensioactivos utilizados, enquanto o tamanho das NPs preparadas por Shenoy e Amiji (Shenoy e Amiji, 2005) variou entre 182,5 ± 19,6 e 210,3 ± 24,8 nm. Todos os outros estudos mostraram o contrário. Yordanov et al. (Yordanov, 2012) concluíram que os tensioactivos como o dextrano 40, o poloxâmero 188 e o polissorbato 80 tiveram uma ligeira influência (o tamanho das partículas variou entre 217-235 nm), ao passo que foi observada uma influência significativa nos estudos de Bozkir e Saka (Bozkirand Saka, 2005), que utilizaram PVA, poloxâmero 188 e poloxâmero 407 (Pluronic F127) (160-250 nm), Guhagarkar et al. (Guhagarkar et al..., 2009), que utilizaram PVA, poloxâmero 188 (Lutrol F68) e Tween 80 (< 450 nm), bem como Jain et al. (Jain et al.., 2011) que utilizaram DMAB, PVA e poloxâmero 188 como tensioactivos (120-165 nm). As diferenças observadas estão provavelmente relacionadas com os diferentes polímeros utilizados para preparar as nanopartículas, bem como com o processo de fabrico.

2.1.5. Concentração de surfactante

Os dados da literatura sobre a influência da *concentração do tensioativo* no tamanho das nanopartículas também são inconsistentes. Alguns autores sublinham que a concentração de tensioativo não influencia o tamanho das nanopartículas (Chorny et al., 2002; Molpeceres et al., 1996; Paul et al., 1997; Shenoy e Amiji, 2005), enquanto outros mostram um aumento do tamanho das nanopartículas com o aumento da concentração de tensioativo (Jung et al, 2000; Vega et al., 2006), enquanto outros sublinham que o tamanho das nanopartículas diminui quando a concentração de surfactante aumenta (Galindo-Rodriguez et al., 2004; Giannavola et al., 2003; Guhagarkar et al., 2009; Jain et al., 2011). O aumento observado no tamanho das NP (117,7 a 203,9 nm) com o aumento da concentração de surfactante (5, 9, 14, 19 e 23 mg/ml) foi explicado por Jung et al. (Jung et al., 2000) pela natureza específica do polímero SB- PVA-g-PLGA utilizado. Com efeito, a combinação de cadeias hidrofóbicas de PLGA e de uma espinha dorsal hidrofílica de PVA, bem como a ligação química de grupos carregados negativamente, conferem a este polímero características anfifílicas e a capacidade de atuar sozinho como tensioativo. O próprio polímero é capaz de formar NPs sem a adição de surfactante, ou seja, de se auto-associar espontaneamente em solução e formar micelas. A adição de um tensioativo não-iónico, o poloxâmero 188, resulta na estabilização interfacial da gota formada. O solvente orgânico difunde-se muito mais lentamente através da interface devido ao efeito estabilizador do poloxâmero 188, o que acaba por resultar na formação de NPs maiores. Resultados semelhantes foram obtidos por Vega et al (Vega et al., 2006), que prepararam NPs a partir de PLGA 75/25 com Mw 98.000 e poloxâmero 188 como tensioativo (157,7 ± 1,81 a 286,0 ± 6,10 nm). Indicaram que este fenómeno se deve provavelmente a uma interação entre o polímero e o tensioativo durante a difusão do poloxâmero 188 da fase aquosa para a fase orgânica. Sahle et al (Sahle et al., 2016) utilizaram PVA como estabilizador para preparar NPs de Eudragit L-100 carregadas com dexametasona por nanoprecipitação a partir de uma solução orgânica de fármaco e polímero. Tal como no caso de Jung et al (2000) e Vega et al (2006), o tamanho das partículas aumenta quando a concentração de PVA aumenta (o tamanho das NPs varia de 65,5 ± 1,9 a 259,7 ± 3,5 nm). Segundo os autores, e tendo em conta o procedimento de preparação, como antes da preparação das nanopartículas o PVA foi dissolvido em HCl, este facto provocou alterações no pH da solução, sendo necessário adicionar um excesso de ácido ou de base para compensar e atingir o valor desejado de 5. O ácido adicionado reduziu o grau de ionização do polímero e, segundo os autores, esta é a principal razão pela qual se obtiveram nanopartículas maiores. Ao utilizar a base, ocorreu o contrário, ou seja, a ionização do polímero aumentou, favorecendo a repulsão partícula-partícula (Sahle et al., 2016). Por outro lado, a diminuição do tamanho das NP com o aumento da concentração de surfactante poderia ser explicada pela diminuição da tensão interfacial e da taxa de difusão da fase orgânica (Giannavola et al., 2003). O efeito estabilizador do tensioativo resulta da sua adsorção na interface das gotículas, diminuindo a tensão interfacial e permitindo a estabilização mecânica e espacial (Galindo-Rodriguez et al., 2004; Guhagarkar et al., 2009). Ao diminuir a tensão interfacial, o surfactante permite a formação de gotículas mais pequenas e, consequentemente, de NPs mais pequenas. Ao aumentar a concentração de tensioativo, a viscosidade da fase aquosa aumenta e obtém-se uma estabilização hidrofílica que impede a coalescência e a agregação das gotículas formadas. Este efeito é mais evidente para concentrações de tensioativo superiores à CMC. Em concentrações superiores à CMC, o excesso de tensioativo em solução está disponível para distribuição na superfície das gotículas, o que resulta numa maior estabilidade hidrodinâmica e, consequentemente, num tamanho de partícula mais pequeno (Galindo-Rodriguez et al., 2004; Guhagarkar et al., 2009). Por outro lado, a concentrações muito mais elevadas de surfactante, há um maior aumento da viscosidade da fase externa, o que leva a uma difusão mais fraca da fase orgânica, resultando na formação de gotículas maiores e num aumento do tamanho das NPs formadas (Guhagarkar et al., 2009). Isto está de acordo com os resultados obtidos por Jung et al. (Jung et al., 2000).

2.1.6. Tipo de solvente orgânico

A influência do *tipo de solvente orgânico* no tamanho das NP foi estudada por vários autores. Como referido anteriormente, Legrand et al (Legrand et al., 2007) prepararam nanopartículas de PLA com diferentes massas molares (22.600 - 124.800 g/mol) a partir de séries homólogas. Para além da influência da concentração do polímero (5-20 mg/ml), foi também estudada a influência do tipo de solvente orgânico (acetona e THF) no tamanho das nanopartículas. As NPs mais pequenas (menos de 100 nm) só puderam ser obtidas a partir da solução de polímero à base de acetona, ao contrário das obtidas a partir da solução de polímero à base de THF, cujo tamanho variou entre ~125 e ~325 nm. Estes resultados estão de acordo com as observações de Legrand et al (Legrand et al., 2007), segundo as quais a utilização de solventes orgânicos mais polares para o polímero conduz à formação de NPs mais pequenas. Em particular, as medições de viscosidade mostraram que a acetona, ao contrário do THF, é um solvente teta para o PLA. 21K4531K Gavory et al (Gavory et al., 2011) prepararam NPs utilizando PLA como polímero e dextrano como estabilizador, bem como utilizando

Dex -g- PLA . polímero com ou sem dextrano como estabilizador. Como fase orgânica, utilizaram acetona e THF. Estes dois solventes orgânicos são muito diferentes em termos de constantes dieléctricas e de momentos de dipolo. Os seus resultados (tamanho das partículas entre 141-224 nm quando foi utilizada acetona e 178-359 nm quando foi utilizado THF) estão de acordo com os resultados de Legrand et al. (Legrand et al., 2007) que indicam que a polaridade do solvente orgânico e a viscosidade são parâmetros que influenciam o tamanho das NPs. Beck-Broichsitter et al (Beck-Broichsitter et al., 2010) prepararam nanopartículas de P(VS- VA)-g-PLGA, onde a determinação do efeito do solvente orgânico (acetona, ACN, THF) no tamanho das nanopartículas revelou uma influência no coeficiente de difusão e na viscosidade do solvente orgânico. As partículas preparadas com acetona (140,0 ± 5,2 nm) e ACN (148,3 ± 4,0 nm) (maior coeficiente de difusão, menor viscosidade) foram mais pequenas do que as preparadas com THF como solvente orgânico (184,7 ± 5,5 nm). Isto sugere que os parâmetros críticos que determinam e controlam a formação e o tamanho das NPs são a taxa de difusão e a viscosidade do solvente orgânico. Uma vez que a acetona e a ACN têm um coeficiente de difusão mais elevado e uma viscosidade mais baixa do que o THF, formam-se partículas mais pequenas devido a uma difusão mais rápida (Beck-Broichsitter et al., 2010; Jung et al., 2000). De Oliveira et al (de Oliveira et al., 2013), que prepararam nanopartículas biodegradáveis de PLGA, estudaram a influência de diferentes tipos de solventes orgânicos (DMSO, DMF, ACN, acetona e THF) no tamanho das nanopartículas. Não foi encontrada qualquer correlação entre a viscosidade do solvente, a tensão interfacial água-solvente e o tamanho das partículas. No entanto, foi observado um aumento no tamanho das NP na seguinte ordem: $_{H}$DMSO = DMF < ACN < acetona < THF (R ~25 nm para DMF e DMSO, ~30 nm para ACN, ~50 nm para acetona e ~100 nm para THF). Os autores correlacionaram estes resultados com o parâmetro de interação (%so $_{ivent-water}$) baseado nos parâmetros de solubilidade de Hildebrand do solvente orgânico e da água, que descreve a interação entre as moléculas destes componentes. Assim, com valores mais baixos de %s t $_{tolven-waer}$, formaram-se NPs mais pequenas. Os autores observam que quando a afinidade água-solvente é alta, partículas menores são formadas porque a taxa de mistura água-solvente é alta o suficiente para permitir a formação de NPs menores. Tam et al (Tam et al., 2016) prepararam NPs carregadas com doxorrubicina com base no copolímero em bloco anfifílico PEG-b-PLA através de um método de precipitação anti-solvente controlado (nanoprecipitação "flash"), utilizando PVA e PVP como co-estabilizadores, DMF e acetona como solventes e água como anti-solvente. A nanoprecipitação flash consiste em misturar rapidamente a solução orgânica de um fármaco hidrofílico e um copolímero anfifílico com um anti-solvente (geralmente água) num misturador de jato confinado (CIJM). A supersaturação da mistura desencadeia a precipitação das NPs num espaço de tempo muito curto. Esta tecnologia de preparação de NP foi desenvolvida pela primeira vez por Johnson e Prud'homme (Johnson e Prud'homme, 2003). No caso atual, formaram-se partículas mais pequenas quando se utilizou acetona como solvente (o tamanho das partículas variou entre 49,8 ± 2,2 e 53,4 ± 0,4 nm, em comparação com 83,2 ± 1,3 e 90,5 ± 6,1 nm no caso do DMF). A formação de partículas maiores quando se utiliza DMF pode ser explicada pelo aumento da viscosidade do solvente, que atrasa a difusão das moléculas do soluto e do solvente durante a fase de mistura. Embora o DMF seja mais miscível com o antissolvente do que a acetona e possa acelerar a difusão do solvente e a partição do fármaco/polímero na fase aquosa, a sua maior viscosidade tem uma influência dominante no tamanho das NP (Tam et al., 2016).

2.1.7. Relação solvente/não-solvente

Cheng et al, Chrony et al, Lepeltier et al, Lince et al, Nehilla et al, Plasari et al e Sahle et al, (Cheng et al, 2007 ; Chorny et al, 2002 ; Lince et al, 2011 ; Nehilla etal, 2008 ; Plasari et al, 1997 ; Sahle et al, 2016) estudaram a influência da *razão solvente/não-solvente* no tamanho das nanopartículas. Os dados da literatura variam significativamente quanto à influência deste parâmetro no tamanho das NP para NP obtidas por métodos baseados em nanoprecipitação. Estudos de Cheng et al, Chorny et al e Plasari et al (Cheng et al., 2007; Chorny et al., 2002; Plasari et al., 1997) mostraram que a razão solvente/não-solvente não tem influência no tamanho das nanopartículas, enquanto Nehilla et al (Nehilla et al., 2008), que prepararam nanopartículas de PLGA, mostraram que este rácio tinha influência no seu tamanho, ou seja, uma diminuição do seu valor levava a um aumento do tamanho das nanopartículas (de 126 ± 5,2 para 164 ± 5,0 nm). De facto, quando a proporção de não-solvente é maior, há um aumento efetivo do gradiente de concentração para uma rápida difusão do solvente e sua eliminação, resultando em partículas maiores e mais porosas (Nehilla et al., 2008). Sahle et al. (Sahle et al., 2016) concluíram que o tamanho das partículas aumentava significativamente à medida que o volume da fase orgânica em relação à fase aquosa aumentava. Este fenómeno foi mais pronunciado quando a razão de volume entre as fases orgânica e aquosa foi de 0,8 para 1 para concentrações de polímero de 1 e 2%, respetivamente (parâmetros que permitem a formação de uma solução límpida). Os valores mínimos da razão volumétrica entre as fases orgânica e aquosa com 1 e 2% de polímero foram 0,4 e 0,6, respetivamente. Quando a razão foi de 0,2 e 0,4 (1 e 2% de polímero, respetivamente), apenas micropartículas e agregados de polímero puderam ser formados. Com rácios iguais ou superiores a 1, a fase orgânica evapora, levando à coacervação do polímero (Sahle et al., 2016). Lepeltier et al. (Lepeltier et al., 2015) prepararam NPs bioconjugadas de esqualenoacetil-adenosina por nanoprecipitação espontânea a partir de uma solução etanólica em água. Quando o tamanho das partículas foi determinado, concluiu-se que o rácio de volume água/etanol *(r)* teve uma influência significativa neste parâmetro. Quando *r* é igual a 1 (ou seja, os volumes de água e etanol são iguais), apenas os agregados são visíveis na suspensão. Quando *r* aumenta para 2, são detectados tanto os agregados como um líquido opalescente contendo NPs. Para valores de *r* iguais ou superiores a 3, formaram-se suspensões homogéneas de NPs (tamanho de partícula 75 a 95 nm).

2.1.8. Velocidade de agitação

A velocidade de agitação, como parâmetro do qual depende o tamanho das NPs, foi estudada por Beck-Broichsitter et al, Chow et al, Jain et al e Plasari et al (Beck-Broichsitter et al, 2010; Chow et al, 2015; Jain et al, 2011; Plasari et al, 1997). Os resultados dos estudos de Plasari et al. (Plasari et al., 1997), que prepararam NPs com CE como polímero, álcool etílico como solvente e água como não-solvente, indicam que o tipo de agitador e a velocidade de agitação não têm influência no tamanho das NPs. Em contraste, os estudos de Beck-Broichsitter et al (Beck-Broichsitter et al., 2010), Chow et al (Chow et al., 2015) e Jain et al (Jain et al., 2011) mostraram que o aumento da velocidade de agitação levou a uma redução do tamanho das NPs. Este diminuiu de 142,2 ± 4,0 para 121,1 ± 0,4 nm (Beck-Broichsitter et al., 2010), abaixo de 100 nm (Chow et al., 2015) e de ~260 para ~210 nm (Jain et al., 2011). De facto, é provável que o parâmetro crítico que determina o tamanho das NPs seja a taxa de difusão do solvente orgânico através da interface. Com taxas de difusão mais elevadas, obtêm-se NPs mais pequenas. A elevada energia cinética na frente do solvente orgânico conduz a um maior grau de dispersão das gotículas de polímero/solvente na fase aquosa, diminuindo assim a concentração local de gotículas de polímero/acetona na fase aquosa, o que resulta em baixas concentrações de acetona, numa taxa de difusão mais elevada e, consequentemente, em NPs mais pequenas (Beck-Broichsitter et al., 2010).

Tabela 1. Variáveis que influenciam o tamanho das partículas obtidas por métodos baseados na nanoprecipitação

Variável	**Influência da variável estudada no tamanho das nanopartículas**
Tipo de polímero	- PCL > PLA50GA50 > PLA85GA15 > PLA100 (Leroueil-Le Verger etal., 1998) - PCL > PLA50 > PLA37.5GA25 > PLA25GA50 (Lemoine et al., 1996) - PCL > PLGA (Mw 75.000 g/mol; L/G 85:15) > PLGA (Mw 75.000 g/mol; L/G 65:35) > PLGA (Mw 60.000 g/mol; L/G 50:50) > PBS:PBDL (de Oliveira et al., 2013) - PLA-PEG 110:5 > PLA (Mw 35 kDa) > PLA-PEG 75:5 > PLA- PEG 45:5 > PLA-PEG 30:5 > PLA-PEG 15:5 > PLA-PEG 6:5 > PLA-PEG 3:5 (Riley et al., 1999) - Rácio PLA-PEG 110:5 > 75:5 > 30:5 > 15:5 > 3:5 (Govender et al.,2000) - PLGA, PLA, PCL > PEG-PLGA, PEG-PLA, PEG-PCL (Ameller et al., 2003; Ameller et al., 2004) - PLGA > PLGA-mPEG (Avgoustakis et al., 2003) - Rácio mPEG/PLGA mais elevado - partículas mais pequenas (Avgoustakis et al...), 2003) - PCL/PEG, maior proporção de PCL - partículas maiores (Jeong et al...), 2004) - PLA > Copolímero de dextrano enxertado em PLA (Gavory et al., 2011) - PEG/PLLA15 > PEG/PLLA20 > PEG/PLLA25 > PEG/PLLA30 (Wang e Tan, 2016)
Massa molar do polímero	Baixa influência - aumenta com o aumento (Bozkir e Saka, 2005; Fonseca et al., 2002; Legrand et al., 2007; Murakami et al., 2000) Diminui com um aumento do Mw LPA (Giannavola et al., 2003; Ricci-Junior e Marchetti, 2006)

Variável	Influência da variável estudada no tamanho das nanopartículas
Concentração de polímero	Aumenta com o crescimento (Beck-Broichsitter et al., 2010;Chacon et al., 1996; Cheng et al., 2007; Chorny et al., 2002; deOliveira et al., 2013; Guhagarkar et al, 2009; Jung et al., 2000;Kaewprapan et al., 2012; Legrand et al., 2007; Lince et al.,2008; Molpeceres et al., 1996; Nehilla et al., 2008; Plasari et al., 1997; Riley et al., 1999; Seju et al., 2011) • Diminui com o aumento (Jeong et al., 2004) • Tem uma influência (Lince et al., 2011)
Relação L/G na PLGA	- Sem influência (Murakami et al., 2000)
Tipo de tensioativo	• Sem influência : - Tween 80, Triton X100, Brij 96, poloxâmero 188 (Giannavola etal., 2003) - Poloxâmero 188 e poloxâmero 388 (Shenoy e Amiji, 2005) • Tem uma influência : - PVA, poloxâmero 188 e poloxâmero 407 (Bozkir e Saka, 2005) - PVA, poloxâmero 188 e Tween 80 (Guhagarkar et al., 2009) - Dextrano 40, poloxâmero 188, polissorbato 80 (Y ordanov, 2012) - DMAB, PVA e poloxâmero 188 (Jain et al., 2011)
Concentração de surfactante	Sem influência (Chorny et al., 2002; Molpeceres et al., 1996; Paulet al., 1997; Shenoy e Amiji, 2005) • Aumenta com o crescimento (Jung et al., 2000; Vega et al., 2006) Diminui com o aumento (Galindo-Rodriguez et al., 2004; Giannavola et al., 2003; Guhagarkar et al., 2009; Jain et al., 2011) • Tem uma influência (Lince et al., 2011; Seju et al., 2011)

Relação surfactante/fármaco	- Diminui com o aumento (Chow et al., 2015)
Variável	**Influência da variável estudada no tamanho das nanopartículas**
Tipo de solvente orgânico	- THF > acetona (Gavory et al., 2011; Legrand et al., 2007) - THF > ACN > acetona (Beck-Broichsitter et al., 2010) - THF > acetona > ACN - THF > acetona > ACN > DMSO = DMF (de Oliveira et al., 2013) - Acetona, ACN - Sem efeito (Nehilla et al., 2008) - DMF > acetona (Tam et al., 2016)
Relação solvente/não-solvente	Sem influência (Cheng et al., 2007; Chorny et al., 2002; Plasari et al., 1997) • Aumenta com uma diminuição (Nehilla et al., 2008) • Tem uma influência (Lince et al., 2011) Diminui com o aumento do rácio solvente/não-solvente de 0,4 para 0,8 (de Oliveira et al., 2013)
Volume da fase orgânica	Diminui com o aumento (Molpeceres et al., 1996; Seju et al.,2011) • Sem influência (Jung et al., 2000)
Miscibilidade da fase orgânica com a água	- Diminui com o aumento (Cheng et al., 2007)
Quantidade de álcool na fase orgânica	- Diminui com o aumento (Chorny et al., 2002)
Taxa de evaporação	- Sem influência (Chorny et al., 2002)

Força iónica do anti-solvente	- Aumenta com o aumento (de Oliveira et al., 2013)
Tipo de fase aquosa	- PBS > água (Nehilla et al., 2008)
pH da fase aquosa	• Aumenta com uma diminuição (Sahle et al., 2016) • Diminui com o aumento (Vega et al., 2006) • Sem influência (Yordanov et al., 2012)
Parâmetro de solubilidade	- Parâmetro de solubilidade mais elevado - tamanho mais pequeno (Duclairoir et al., 1998)
Variável	**Influência da variável estudada no tamanho das nanopartículas**
Quantidade de substância ativa	Sem influência (Chorny et al., 2002; Fonseca et al., 2002; Jain et al., 2011; Leroueil-Le Verger et al., 1998; Paul et al., 1997;Yordanov et al., 2012) Aumenta com o crescimento (Govender et al., 2000; Govender et al., 1999; Vega et al., 2006) • Tem uma influência (Lince et al., 2011; Seju et al., 2011)
Presença de um crioprotector	- Tem influência (Tavares et al., 2017)
Tamanho do orifício do bico	- Aumenta com o crescimento (Chacon et al., 1996; Molpeceres et al. al., 1996)
Velocidade de agitação	• Sem influência (Plasari et al., 1997) Diminui com o aumento (Beck-Broichsitter et al., 2010; Jainet al., 2011)

Tipo de agitador	- Sem influência (Plasari et al., 1997)
Temperatura	• Diminui com o aumento (Molpeceres et al., 1996) • Sem influência (Plasari et al., 1997)
Velocidade de injeção da fase orgânica na fase aquosa	Diminui com o aumento (Chacon et al., 1996; Jung et al., 2000; Lince et al., 2008) • Sem influência (Sahle et al., 2016)
Velocidade de injeção da fase aquosa na fase orgânica	- Sem influência (Sahle et al., 2016)

2.2. *Métodos baseados na emulsificação*

O Quadro 2 apresenta uma apresentação sistemática dos dados bibliográficos disponíveis relativos às variáveis mais frequentemente avaliadas em termos da dimensão das NPs preparadas por métodos baseados na emulsificação. Esta panorâmica mostra que o tamanho das partículas depende de múltiplos factores, mas que os mais importantes são provavelmente o tipo e a quantidade de polímero utilizado, o tipo e a concentração de tensioativo utilizado, o tipo de solvente orgânico e o tipo de substância ativa.

2.2.1. *Tipo de polímero*

A influência do *tipo de polímero* no tamanho das NP foi estudada por vários autores. Os resultados dos estudos de Ahlin et al., Badran et al., Essa et al., Lokhande et al. e Pinon-Segundo et al. (Ahlin et al., 2002; Badran et al., 2017; Essa et al., 2011; Lokhande et al., 2013; Pinon-Segundo et al., 2005) evidenciam a influência do tipo de polímero nas nanopartículas preparadas por métodos baseados em emulsificação. Ahlin et al. (Ahlin et al., 2002) prepararam nanopartículas de PLGA e PMMA e concluíram que as nanopartículas de PLGA eram mais pequenas do que as nanopartículas de PMMA (204 *vs.* 294 nm). Badran et al (Badran et al., 2017) prepararam NPs de PLGA e PCL carregadas com 5-fluorouracil utilizando um método de emulsificação dupla modificado. O tamanho das partículas das NPs baseadas em PCL foi menor do que aquelas em que o PLGA foi usado como polímero (188,1 ± 7,4 *vs* 217,5 ± 5,7 nm). A redução do tamanho observada nas formulações à base de PCL pode ser explicada pela maior flexibilidade das cadeias de PCL em comparação com as de PLGA (Badran et al., 2017; Mundargi et al., 2007). Essa et al. (Essa et al., 2011) prepararam NPs PEG-g-PLA e destacaram a influência do enxerto de PEG (1, 7 e 20% mol/mol de monómero de LA) no tamanho das NP (de 169,5 ± 23 nm para 200,6 ± 28 nm). Assim, ao aumentar a proporção de PEG no polímero, formaram-se nanopartículas mais pequenas. Resultados semelhantes foram obtidos com o copolímero dibloco PLA-PEG (Essa et al., 2011; Sheng et al., 2009). Sheng et al. obtiveram NPs com tamanhos entre 100 e 200 nm (Sheng et al., 2009). Este fenómeno pode ser explicado pela natureza anfifílica dos copolímeros PEG-PLA, que contribui para reduzir a tensão superficial entre as fases aquosa e orgânica. Lokhande et al (Lokhande et al., 2013) prepararam NPs carregadas com metformina através da técnica de emulsificação com solvente não aquoso, utilizando EC com diferentes graus de viscosidade (EC45, EC100 e EC300) como polímero. O tamanho médio das partículas aumentou com o uso de EC de maior viscosidade (EC45 < EC100 < EC300) para todas as proporções fármaco-polímero (1:3, 1:6 e 1:9) (147,17 ± 3,20 nm a 332,33 ± 3,34 nm). Os autores explicaram este fenómeno pela viscosidade global da fase orgânica. De facto, quando se utiliza CE de baixa viscosidade, a fase orgânica dispersa-se mais facilmente na fase externa, a resistência à transferência de massa é menor e, consequentemente, formam-se NPs mais pequenas.

2.2.2. Concentração de polímero

A influência da *concentração do polímero* no tamanho das NPs foi estudada por vários autores. Byun et al (Byun et al., 2011) prepararam NPs de PCL usando duas concentrações diferentes de PCL, 3g / 100 ml e 5g / 100 ml. Não foi observada qualquer diferença no tamanho das partículas, que era ligeiramente superior a 500 nm. Por outro lado, Trimaille et al (Trimaille et al., 2003) prepararam NPs de PLA a partir de soluções de polímero em duas concentrações diferentes (2 e 10%). Neste caso, foi observado um aumento significativo do tamanho das NPs preparadas a partir da solução com a concentração de polímero mais elevada (~230 nm para 2% PLA e ~560 nm para 10% PLA). Khoee et al (Khoee et al., 2012) prepararam NPs a partir de PLA com terminação hidroxilo. Para estudar a influência da concentração do polímero no tamanho das NPs, foi utilizado PBA com a mesma massa molar numa gama de concentrações de 0,78 a 2,3%. O tamanho das NP aumentou com a concentração do polímero (71 ± 4,6 a 214,5 ± 0,9 nm). Isto pode ser explicado pelo facto de que quando a concentração da solução de polímero aumenta, a sua viscosidade também aumenta. Por conseguinte, quando todas as outras variáveis de produção são mantidas constantes, formam-se gotículas de emulsão maiores. Por outro lado, as NPs curam mais rapidamente com concentrações de polímero mais elevadas, o que também leva a um aumento da viscosidade do polímero nas nanodrogas. Este facto foi confirmado pelo tempo de cura mais curto das NPs preparadas a partir de uma solução de polímero a 2,3%, em comparação com o obtido a partir das outras concentrações de solução de polímero. Uma dependência semelhante do tamanho das NPs em relação à concentração do polímero foi determinada por Cun et al (Cun et al., 2011), que prepararam NPs com PLGA. O seu tamanho variou de 218,3 a 257,9 nm. Singh et al (Singh et al., 2017) prepararam NPs anfifílicas carregadas de lamivudina com base em HA-g-ECL usando um método de emulsificação dupla e evaporação de solvente. Observaram que o tamanho das NPs aumentou quando foram utilizadas quantidades maiores de copolímero, ou seja, quando a quantidade de HA-g-ECL aumentou de 150 para 300 mg, o tamanho das partículas aumentou de ~60 para ~90 nm. Os autores relacionaram este facto com o aumento da viscosidade da fase orgânica causado pelo aumento da concentração de copolímero, que aumenta o diâmetro das NP devido à distribuição desigual da energia de cisalhamento (Singh et al., 2017). Resultados semelhantes foram obtidos por Patel et al (Patel et al., 2015), que prepararam NPs de quitosana e Eudragit S 100 carregadas com genisteína usando um método de coalescência de gotículas em emulsão. O tamanho das partículas variou de 35,12 ± 2,0 a 79,32 ± 1,09 nm e as formulações com concentrações mais altas de quitosana apresentaram tamanho de partícula maior. Vardhan et al (Vardhan et al., 2017) prepararam NPs de PHBHV carregadas com doxorrubicina e investigaram a influência da concentração do polímero no tamanho das NPs. O tamanho da partícula foi de 200-350 nm e partículas maiores foram obtidas com concentrações mais altas de PHBHV. Mais uma vez, esse fenômeno está ligado ao aumento da viscosidade da fase orgânica, que reduz a eficiência da agitação e dificulta a quebra das gotículas da emulsão em partículas menores.

2.2.3. Massa molar do polímero

A influência da *massa molar do polímero* no tamanho das NPs foi estudada por Mittal et al (Mittal et al., 2007), que prepararam NPs de PLGA. Os polímeros utilizados diferiam em termos de massa molar (PLGA 50:50 (Mw 14.500; 45.000; 85.000; 137.000 e 213.000 Da)) e a *razão molar dos* ácidos lático e glicólico presentes (razão L/G 50/50 (Mw 85.000 Da), 65/35 (Mw 97.000 Da) e 85/15 (Mw 87.000 Da)). O tamanho das NP aumentou com a massa molar - Mw 213.000 > 137.000 > 85.000 > 45.000 > 14.500 (90,9 nm a 143 nm). Segundo os autores, este facto deve-se provavelmente ao aumento da viscosidade da solução polimérica à medida que o seu Mw aumenta, o que impede a formação de gotículas mais pequenas durante o processo de emulsificação. Em contraste, os teores de copolímero (50/50, 65/35 e 85/15) não tiveram influência no tamanho das NP, provavelmente devido à sua elevada semelhança em termos de Mw. Resultados semelhantes relativamente à influência do rácio molar dos componentes do copolímero no tamanho das nanopartículas foram obtidos por Konan et al. (Konan et al., 2003) que prepararam nanopartículas com PLGA 50:50, PLGA 75:25 e PLA com um Mw quase idêntico, todas com menos de 150 nm.

2.2.4. Tipo de tensioativo

A influência do *tipo de surfactante* no tamanho das NPs foi estudada por (Hariharan et al., 2006; Kwon et al., 2001; Quintanar-Guerrero et al., 1996; RaviKumar et al., 2004; Sahana et al., 2008; Song et al., 2008; Swarnakar et al., 2011). Guttoff et al (Guttoff et al., 2015) utilizaram um método de emulsificação espontânea para preparar NPs com cinco surfactantes não iónicos diferentes (Tween 20, 40, 60, 80 e 85). O tamanho das NPs obtidas variou de ~200 nm (Tween 80) a ~1200 nm (Tween 85) com outros no meio (Tween 20, 40 e 60) e isso foi relacionado com a geometria molecular dos surfactantes e o parâmetro de empacotamento, consequentemente, que influenciou a energia e a dinâmica da superfície e, consequentemente, o tamanho das NPs.

Swarnakar et al (Swarnakar et al., 2011) prepararam NPs de PLGA através de um método baseado na emulsificação com DMAB, PVA e poloxâmero 188 como tensioactivos. O seu tamanho variava entre 72 e 298 nm, sendo as partículas preparadas com DMAB como tensioativo mais pequenas do que as outras. Hariharan et al (Hariharan et al., 2006) e Sahana et al (Sahana et al., 2008) prepararam NPs de PLGA (50:50) com estradiol como substância ativa, utilizando DMAB e PVA como estabilizadores. Quando comparadas, as NPs pristinas e as NPs carregadas de estradiol preparadas com 1% de DMAB são significativamente mais pequenas do que as NPs preparadas com 1% de PVA como estabilizador. O tamanho das nanopartículas carregadas com estradiol foi de 148,3 ± 10,7 *vs.* 410,9 ± 39,4 nm (Hariharan et al., 2006) e 116,0 ± 2,6 *vs.* 279,3 ± 2,5 nm (Sahanaet al., 2008) para nanopartículas estabilizadas com DMAB e PVA, respetivamente. Hariharan et al. (Hariharan et al., 2006) correlacionaram os resultados com o potencial zeta das nanopartículas preparadas com DMAB e PVA, o que implica que o potencial zeta pronunciado no caso do DMAB como tensioativo é favorável à estabilização das nanopartículas, resultando num tamanho de nanopartícula mais pequeno, e o oposto para as nanopartículas estabilizadas com PVA, que se verificou terem uma carga superficial ligeiramente negativa. No entanto, Sahana et al (Sahana et al., 2008) relacionaram os resultados com a CMC do tensioativo. O DMAB é um tensioativo catiónico com uma CMC muito inferior à do PVA. Isto significa que pode solubilizar a solução de polímero orgânico a concentrações muito mais baixas do que o PVA e, consequentemente, reduzir eficazmente a tensão superficial e formar partículas mais pequenas do que o PVA. Kwon et al (Kwon et al, 2001) prepararam NPs de PLGA utilizando PEG (Mw 8.000), Tween 80, gelatina, dextrano (Mw 6.000), poloxâmero 183 (Pluronic L63), DMAB e PVA como tensioactivos. O tamanho das NPs variou de 65 a 350 nm e as NPs só foram formadas quando DMAB e PVA foram usados como surfactantes. Resultados semelhantes foram registados por Quintanar-Guerrero et al (Quintanar-Guerrero et al., 1996) que prepararam nanopartículas de PLA. Utilizaram carbonato de propileno como solvente orgânico e poloxâmero 188, PVA 26.000, PVA 30.00070.000, polissorbato 80, gelatina, PVP ou dextrano como estabilizadores. As

NPs só se formaram quando o PVA e o poloxâmero 188 foram utilizados como estabilizadores. Os autores utilizaram as conclusões de Dimitrova et al (Dimitrova et al, 1988) relativas aos efeitos do transporte de massa na estabilidade da emulsão para explicar os resultados obtidos. É, portanto, essencial que a substância ativa de superfície (estabilizador) permaneça na interface entre os dois líquidos durante o processo de difusão e a formação de NPs só ocorrerá se houver um efeito protetor adequado. O tamanho das NPs depende não só do tipo de tensioativo, mas também da sua concentração. Em comparação, para a mesma concentração de tensioativo (15%), o tamanho mais pequeno das NPs foi determinado para o PVA 30.000-70.000 (~110 nm), seguido do poloxâmero 188 (~120 nm) e do PVA 26.000 (~150 nm). Ravi Kumar et al (Ravi Kumar et al., 2004) prepararam NPs de PLGA como vectores de ADN. Foram utilizados como estabilizadores o PVA, o quitosano e uma mistura de PVA e quitosano. O tamanho das partículas variou entre 100 e 884 nm. Quando se utilizou PVA, as partículas tinham um tamanho de 111,7 nm; quando se utilizou uma mistura de PVA e quitosano, o seu tamanho era de 181,5 nm; enquanto que quando se utilizou apenas quitosano como tensioativo, não foi possível detetar NPs. Najlah et al (Najlah et al., 2017) desenvolveram NPs de PLGA carregadas com dissulfiram por meio de um método de emulsificação-evaporação de solvente usando PVA de diferentes pesos moleculares (10, 75 e 120 kDa) como estabilizador. Embora não tenha sido observada qualquer diferença significativa para os dois primeiros tipos de PVA (169,5 ± 7,0 e 161,8 ± 5,5 nm para PVA Mw 10 e 75 kDa, respetivamente), foi obtida uma diminuição significativa do tamanho das NPs com PVA Mw 120 kDa, ou seja, o tamanho médio das partículas desta formulação foi de 145,9 ± 5,0 nm. Os autores explicam este facto com base nos resultados de Mainardes e Evangelista (Mainardes e Evangelista, 2005), que salientam que, com pesos moleculares mais elevados, o PVA interage menos com a fase aquosa, o que leva a uma maior estabilização das partículas e, por conseguinte, a uma redução do tamanho das partículas. Todos estes resultados sublinham que o tipo de tensioativo não só influencia o tamanho das NPs, mas também a possibilidade global da sua formação.

2.2.5. Concentração de surfactante

Para além do tipo de tensioativo, *a* sua *concentração* também tem influência no tamanho das nanopartículas preparadas por métodos baseados na emulsificação. Assim, Hariharan et al (Hariharan et al., 2006), para além de estudarem a influência do tipo de tensioativo (DMAB e PVA) no tamanho das nanopartículas, estudaram também a influência da concentração do tensioativo. Os resultados indicam que o tamanho das partículas depende da concentração de DMAB utilizada da seguinte forma: 0,5% > 3% > 2% > 1% de DMAB (de 100,8 ± 10,6 a 155,5 ± 7,5 nm para o branco e de 108,3 ± 2,6 a 175,7 ± 3,8 nm para as partículas carregadas com fármaco). Isto deve-se provavelmente ao facto de, com concentrações mais baixas de tensioativo, haver uma maior possibilidade de agregação do polímero e, por conseguinte, de formação de NPs maiores. Resultados semelhantes foram obtidos por Galindo-Rodriguez et al. e Guttoff et al. (Galindo-Rodriguez et al., 2004; Guttoff et al., 2015). Galindo-Rodriguez et al. prepararam NPs usando um copolímero de ácido metacrílico e PVA como surfactante. Os resultados mostraram que o aumento da concentração de PVA (5-21%) levou a uma diminuição no tamanho das NPs (710-123 nm). Guttoff et al (Guttoff et al., 2015), por outro lado, chegaram à mesma conclusão ao usar Tween 80 (5-17,5%) para a preparação de sistemas baseados em nanoemulsão carregados com vitamina D usando um método de emulsificação espontânea, com o tamanho da NP diminuindo de ~500 nm para ~120 nm, respetivamente. Quando Quintanar-Guerrero et al (Quintanar-Guerrero et al., 1996) prepararam NPs de PLA variando a concentração de PVA e poloxâmero 188 (1-15%), estabeleceram a mesma relação, ou seja, que o tamanho das partículas diminuía com o aumento da concentração de surfactante de ~450 para ~150 nm, respetivamente. Explicaram este fenómeno com base nas observações de Allemann et al. (Allemann et al., 1992; Quintanar-Guerrero et al., 1996), que determinaram que o tamanho final das NPs depende do tamanho das gotículas durante o processo de emulsificação. Diminuir o tamanho das gotículas resulta na formação de NPs mais pequenas. A concentração óptima de empacotamento e o tamanho mínimo dos glóbulos só podem ser alcançados se for utilizada uma concentração adequada de tensioativo. Ao aumentar ainda mais a sua concentração, o excesso de tensioativo não seria colocado na interface, mas sim na fase contínua e, por conseguinte, não teria qualquer influência adicional, quer durante o processo de emulsificação, quer na atividade protetora das gotículas (Jalil e Nixon, 1990; Kwon et al., 2001; Quintanar-Guerreroet al., 1996). Najlah et al. (Najlah et al., 2017), no caso de NPs de PLGA carregadas com dissulfiram, também observaram uma redução significativa no tamanho das partículas preparadas com uma carga maior de PVA. Nomeadamente, quando o PVA foi utilizado a uma concentração de 2, 4 e 8%, os respetivos tamanhos médios das NPs foram 208,4 ± 9,7, 161,8 ± 5,5 e 150,6 ± 5,1 nm. Este facto pode ser explicado pelo aumento da estabilização das partículas proporcionado pelo PVA em concentrações mais elevadas, o que impede a agregação e a formação de NPs maiores (Mainardeset Evangelista, 2005; Najlah et al., 2017). Singh et al. (Singh et al., 2017) concluíram que existe uma proporcionalidade inversa entre o tamanho das partículas e os níveis de surfactante. Assim, foram obtidas NPs mais pequenas quando foram utilizadas quantidades mais elevadas de poloxâmero 407. A variação líquida no tamanho das partículas foi de ~20 nm por formulação. Como mencionado anteriormente, isto foi explicado pela maior redução da tensão interfacial e maior estabilização das NPs quando mais surfactante estava presente na formulação (Sarkari et al., 2002; Singh et al., 2017).

2.2.6. Tipo de fase orgânica

O *tipo de fase orgânica* também tem influência no tamanho das nanopartículas. Nos estudos de Sahana et al (Sahana et al., 2008), para a preparação de nanopartículas de PLGA (50:50), foram utilizados acetato de etilo, clorofórmio, diclorometano e acetona como fase orgânica, separadamente ou em mistura. Quando se utilizou acetona, a água foi saturada com glucose para permitir a emulsificação. O tamanho das partículas depende do tipo de solventes orgânicos, quer sejam utilizados separadamente ou em mistura, e da sua proporção na mistura. O tamanho das partículas depende da tensão interfacial e da viscosidade do solvente orgânico. Por exemplo, quando se utiliza clorofórmio e diclorometano, as emulsões primárias são instáveis, provavelmente devido à elevada tensão interfacial e à maior viscosidade. Por outro lado, não foram obtidas emulsões estáveis com acetona, provavelmente devido à sua boa miscibilidade com a água. A utilização de misturas de diclorometano e acetato de etilo (50:50, 60:40 e 70:30) resultou em NPs maiores (de 169,3 ± 1,5 a 242,3 ± 4,9 nm para o branco e de 182,6 ± 4,6 a 253,0 ± 5,5 nm para as NPs carregadas com o fármaco), em comparação com as obtidas quando o acetato de etilo foi utilizado apenas como solvente (101,8 ± 4,5 para o branco e 116,0 ± 2,6 nm para as NPs carregadas com o fármaco). O tamanho das partículas aumentou à medida que a proporção de acetato de etilo na mistura diminuiu, provavelmente devido à maior viscosidade e tensão interfacial dos solventes que contêm diclorometano. O mesmo fenómeno foi observado quando se utilizou uma mistura de solventes de clorofórmio e acetato de etilo (80:20, 70:30 e 60:40). A dimensão das partículas obtidas a partir da mistura de acetona e acetato de etilo (60:40 e 50:50) foi aproximadamente o mesmo que o obtido quando o acetato de etilo foi utilizado apenas como solvente (de 95,4 ± 1,7 a 123,3 ± 2,5 nm para o branco e de 115,6 ± 1,5 a 128,3 ± 4,0 para as NPs carregadas com o fármaco), muito provavelmente devido à baixa viscosidade e tensão interfacial da acetona. Uma influência semelhante do tipo de solvente orgânico no tamanho das NPs obtidas com métodos baseados na emulsificação também foi observada nos estudos de Song et al. (Songet al., 2006), que, para a preparação de NPs de PLGA, utilizaram acetato de etilo, carbonato de propileno, acetona e diclorometano como solventes orgânicos. O acetato de etilo e o carbonato de propileno são parcialmente solúveis em água e são bons solventes para PLGA; a acetona é totalmente miscível com a água e é um bom solvente para PLGA; enquanto o diclorometano é imiscível com a água e é um excelente solvente para PLGA. Partículas pequenas, inferiores a 70 nm, foram obtidas com acetato de etilo e carbonato de propileno, enquanto partículas superiores a 290 nm foram obtidas com acetona e diclorometano. Estes resultados indicam que o tipo de solvente orgânico desempenha um papel significativo em termos do tamanho das NP. Este facto foi confirmado pelos resultados de Poletto et al (Poletto et al., 2008), que prepararam nanopartículas de PHBHV e estudaram a influência de diferentes misturas binárias de clorofórmio e etanol como solventes orgânicos no tamanho das partículas. O aumento da fração de etanol resultou numa diminuição do tamanho das partículas. As partículas mais pequenas (253 nm) foram obtidas com a mistura de 70% de etanol e 30% de clorofórmio, enquanto as partículas maiores (896 nm) foram obtidas quando o clorofórmio foi utilizado sozinho como solvente orgânico. Os seus estudos levaram à conclusão de que os parâmetros físico-químicos da fase orgânica se correlacionam exponencialmente com o diâmetro das NPs, sendo dominante a influência da tensão superficial na fase orgânica durante a emulsificação. Byun et al (Byun et al., 2011), que prepararam nanopartículas de PCL com a-tocoferol, utilizaram diclorometano e uma mistura de diclorometano e ACN como fases orgânicas. Os resultados indicam que as partículas preparadas com a fase orgânica diclorometano:ACN eram mais pequenas (~400 nm). A fase orgânica, que faz parte da fase interna ou oleosa da emulsão O/W, dissolve-se na fase aquosa e é depois removida do sistema durante a fase de evaporação. A extensão e a taxa de transferência do solvente orgânico da fase interna, oleosa, para a fase externa, aquosa, depende da sua solubilidade, sendo a sua composição e natureza de importância fundamental no controlo da sua taxa de remoção e na obtenção de NPs de um determinado tamanho (Byun et al., 2011; Maia et al., 2004). O solvente miscível em água (da mistura diclorometano-ACN) difunde-se rapidamente da solução polimérica, seguindo-se a eliminação do diclorometano e o endurecimento das NPs. A solubilidade em água do diclorometano é muito mais elevada do que a da acetona; consequentemente, o grau de precipitação é muito mais elevado do que quando o diclorometano é utilizado sozinho como solvente orgânico. Como resultado, o ACN tem uma taxa de precipitação mais elevada do que o diclorometano. grau de difusão antes da cura, levando à formação de NPs mais pequenas quando é utilizada uma mistura de diclorometano e ACN, como solventes orgânicos para o polímero.

Tabela 2. Variáveis que influenciam o tamanho das nanopartículas preparadas por métodos baseados na emulsificação

Variável	**Influência da variável estudada no tamanho das nanopartículas**
Tipo de polímero	• Tem uma influência - PMMA > PLGA (Ahlin et al., 2002; Pinon-Segundo et al., 2005) PLA > PEG1%-g-PLA > PEG7%-g-PLA > PEG20%-g-PLA (Essa et al., 2011) - EC300 > EC100 > EC50 (Lokhande et al., 2013) - PLGA > PCL (Badran et al., 2017) • Sem influência - PLGA e PEG-PLGA (Shin et al., 2010)
Concentração de polímero	• Aumenta com um aumento (Cun et al., 2011 ; Khoee et al., 2012 ; Trimaille et al., 2003) • Sem influência (Byun et al., 2011)
Massa molar do polímero	- Aumenta com o crescimento (Mittal et al., 2007)
Razão molar do copolímero	- Sem influência (Konan et al., 2003; Mittal et al., 2007)
Tipo de tensioativo	- Tem uma influência PVA, DMAB (Hariharan et al., 2006; Kwon et al., 2001; Sahana et al., 2008) Poloxâmero 188, PVA, polissorbato 80, gelatina, PVP e dextrano (Quintanar-Guerrero et al., 1996) PVA, quitosano e uma mistura de PVA e quitosano (Ravi Kumar et al., 2004), DMAB, PVA, poloxâmero 188 (Song et al., 2006; Swarnakar et al., 2011)

Variável	Influência da variável estudada no tamanho das nanopartículas
Concentração de surfactante	• Tem uma influência Diminui com o aumento (Ahlin et al., 2002 ; Galindo-Rodriguezet al., 2004 ; Gargouri et al., 2011 ; Hariharan et al., 2006 ; Kwon et al., 2001 ; Quintanar-Guerrero et al., 1996 ; Swarnakar et al., 2011) - Não proporcional (Cun et al., 2011; Shin et al., 2010) • Sem influência (Trimaille et al., 2003)
Massa molar do tensioativo	• Sem influência (Quintanar-Guerrero et al., 1996) Nenhuma influência no caso do PVA com um Mw de 10-75 kDa, redução significativa quando o Mw do PVA é aumentado para 120 kDa (Najlah et al., 2017).
Tipo de fase orgânica	- tem influência (Byun et al., 2011; Poletto et al., 2008; Sahana et al.al. 2008 ; Song et al., 2006 ; Trimaille et al., 2003)
Volume da fase oleosa	- Tem influência (Khoee et al., 2012)
Relação entre a fase oleosa e a fase aquosa	- Tem influência (Cun et al., 2011)
Volume da fase externa	- Tem influência (Khoee et al., 2012)
Parâmetro de interação solvente-polímero	- Aumenta com o crescimento (Choi et al., 2002)
Velocidade de troca ($R_{Dsw/Dws}$)	- Aumenta com o crescimento (Choi et al., 2002)
Substância ativa	- Tem uma influência : Partículas maiores na presença de uma substância ativa (Ahlin et al., 2002; Hariharan et al., 2006; Mittal et al., 2007; Sahana et al., 2008). Influência consoante a substância se encontre na fase interna ou externa (Khoee et al., 2012)
Substância ativa	- Sem influência

concentração	- Nas nanopartículas de PLGA, os aumentos (Konan et al..., 2003 ; Pinon-Segundo et al., 2005 ; Swarnakar et al., 2011)
Variável	**Influência da variável estudada no tamanho das nanopartículas**
Relação substância ativa/polímero	• Aumenta com o crescimento (Lokhande et al., 2013) • Sem influência significativa (Jana et al., 2014)
Velocidade de homogeneização	- diminui com o aumento (Kwon et al., 2001; Saberi et al., 2013); Swarnakar et al., 2011)
Tempo de ultrassom	- diminui quando o tempo é alargado (Byun et al., 2011)
Potência de sonicação	- Diminui com o aumento (Khoee et al., 2012)
Agitação com um agitador magnético e homogeneização	- Tem influência (Ravi Kumar et al., 2004)
Velocidade do agitador magnético	- Diminui com o aumento (Kwon et al., 2001)
Temperatura	- Diminui com o aumento (Kwon et al., 2001)
Método de remoção da fase orgânica	- Tem influência (Khoee et al., 2012)
Taxa de adição da fase aquosa	Ligeira diminuição com um aumento e DMAB como surfactante (Kwonet al., 2001) Aumenta com o aumento do PVA como surfactante (Kwon et al., 2001)

3. Potencial zeta - factores que influenciam

3.1. Métodos baseados na nanoprecipitação

O potencial zeta, tal como referido anteriormente, é uma das características físico-químicas importantes das NPs que determina não só a sua estabilidade em nanodispersões, mas também o seu destino em condições *in vivo*. Por conseguinte, é muito importante formular NPs com um valor adequado de potencial zeta, o que garantiria a sua estabilidade em nanodispersões durante o armazenamento e em condições de armazenamento. Além disso, isto permitir-lhes-ia chegar ao seu destino-alvo em condições *in vivo*, como o tempo de circulação prolongado, devido à menor possibilidade de reconhecimento pelos MPSs, alcançando assim o objetivo principal de maior seletividade e eficácia.

Os dados bibliográficos disponíveis e a visão geral da influência dos factores estudados sobre o potencial zeta das NPs preparadas por métodos baseados na nanoprecipitação permitem concluir que o *tipo de polímero* e o *tipo e quantidade de estabilizador* são os factores-chave que determinam o valor deste parâmetro. A *presença de uma substância ativa* e a sua *quantidade* têm uma influência diferente no potencial zeta, que depende principalmente do tipo, ou seja, da natureza da substância ativa. Neste sentido, os resultados dos estudos efectuados por Leroueil-Le Verger et al (Leroueil-Le Verger et al., 1998), que prepararam NPs utilizando três polímeros diferentes - PCL, PLA e PLGA, nos quais foi incorporada a isradipina, um fármaco anti-hipertensivo. $^{-3}$Para assegurar uma força iónica constante e uma concentração adequada das partículas, o potencial zeta foi medido após uma diluição 1:100 em NaCl 10 M. Os resultados das medições mostraram que o tipo de polímero teve pouca influência no valor do potencial zeta, que variou de -29 mV a -32,4 mV (PCL -29 mV, PLA85GA15 -24,7 mV, PLA -20,3 mV e PLA50GA50 -32,4 mV). A presença de uma substância ativa não teve influência significativa no valor do potencial zeta. O seu valor negativo é devido à presença de grupos carboxílicos terminais dos polímeros na superfície das nanopartículas. Rodrigues Jr et al (Rodrigues Jr et al, 1995) prepararam nanopartículas de PLA com primaquina e fosfolípido na fase orgânica e poloxâmero na fase aquosa. A quantidade de primaquina adicionada foi variável. O potencial zeta variou de +1,6 mV a -34,8 mV, dependendo da concentração de primaquina, de modo que o potencial zeta mais baixo (-34,8 mV) foi observado nas partículas pristinas, enquanto as partículas contendo 2 mg/ml de primaquina apresentaram o valor mais alto para este parâmetro (+1,6 mV). Estas últimas apresentaram também a estabilidade mais baixa, provavelmente devido à ausência de um efeito repelente.

As nanopartículas de PLA contendo cloridrato de procaína foram preparadas por Govender et al (Govender et al., 1999) e tinham um potencial zeta entre -49 mV e +55,1 mV. Ao aumentar a quantidade teórica de substância ativa, o potencial zeta diminuiu. As partículas virgens apresentaram um potencial zeta negativo de -49,2 mV, provavelmente devido à presença de grupos carboxilo do polímero na superfície das NPs. A diminuição do potencial zeta com o aumento da quantidade de fármaco adicionado foi contrária às expectativas, uma vez que os autores esperavam uma diminuição da negatividade da superfície devido à interação entre os grupos carboxílicos e o fármaco catiónico na superfície da partícula. À medida que o tamanho aumenta, a eficiência da encapsulação também aumenta, o que pode ter influenciado a carga superficial das partículas. Um aumento da negatividade da superfície também foi observado por Redhead (Redhead, 1997), quando incorporou Rosa Bengala em NPs de PLGA. No entanto, este facto difere dos estudos de Chasteigner et al (de Chasteigner et al., 1996), que registaram uma diminuição da carga negativa quando o itraconazol foi incorporado em nanopartículas de PCL. As diferenças entre os resultados devem-se provavelmente a diferenças entre os tipos de substâncias activas e os polímeros utilizados.

Riley et al (Riley et al., 1999) prepararam NPs PLA-PEG e estudaram-nas em termos de estabilidade coloidal e da possibilidade de incorporar substâncias activas solúveis em água. Os seus estudos centraram-se numa série de copolímeros PLA-PEG com um bloco fixo de PEG (5 kDa) e diferentes segmentos de PLA (3-110 kDa). Foi também estudada a influência da concentração do copolímero PLA-PEG 45:5 nas características físico-químicas das nanopartículas. O potencial zeta das NPs de PLA a pH 7,4 foi de -49,6 mV, enquanto que no caso do PLA-PEG variou entre -6,5 mV e -28 mV, diminuindo à medida que o bloco de PLA se alargava. O potencial zeta das partículas com menos de 50 nm não pôde ser medido devido à insuficiente intensidade da luz dispersa. O grande potencial zeta negativo das nanopartículas de PLA deve-se provavelmente à presença de grupos carboxilo ionizados na superfície das nanopartículas. Esperava-se que as NPs obtidas a partir de PLA-PEG tivessem um valor de carga superficial insignificante, uma vez que os grupos carboxilo do PLA estavam ligados a um segmento de PEG. Este é provavelmente o caso do PLA-PEG com um bloco de PLA de 45 kDa ou menos. Todos eles têm um potencial zeta negativo baixo, provavelmente devido à adsorção aniónica não específica. A presença da barreira estérica hidrofílica do PEG desloca a superfície plana do núcleo de PLA, resultando num potencial zeta mais baixo. No entanto, como a cobertura da superfície pelo PEG varia entre as séries de NPs preparadas com PLA-PEG, os valores mais baixos do potencial zeta são apenas indicativos de alguns grupos carboxilo na superfície do núcleo do PLA. Assim, foi determinado que os copolímeros PLA-PEG com um bloco PLA de 45 kDa ou menos contêm muito pouco homopolímero PLA. O aumento da massa molar do bloco PLA (PLA-PEG 45:5-110:5) resulta em NPs com valores de potencial zeta negativos mais elevados. Isto deve-se à presença do homopolímero de PLA nestas amostras, quando foram utilizadas proporções mais elevadas de PLA para PEG na síntese do polímero. O potencial zeta das partículas micelares de PLA-PEG 30:5 não se alterou com o aumento da quantidade teórica de fármaco de 0 para 20%. O potencial zeta variou de +6,4 mV a +8,9 mV. Isto indica que as características de estabilização estérica do PEG permaneceram inalteradas com o aumento da quantidade teórica de substância ativa catiónica.

Govender et al (Govender et al., 2000) prepararam NPs com cloridrato de procaína incorporado a partir de um copolímero PLA-PEG com um bloco fixo de PEG (5 kDa) e um segmento de PLA com tamanho entre 3 e 110 kDa. Ao aumentar o rácio PLA-PEG de 3:5 para 110:5, o potencial zeta aumentou de -6,5 mV para -28 mV. Os baixos valores do potencial zeta para PLA-PEG 15:5 e PLA-PEG 30:5 devem-se provavelmente ao facto de os grupos carboxilo terminais do PLA estarem bloqueados pelo PEG. Os valores de potencial zeta ligeiramente mais elevados para as NPs preparadas com PLA-PEG 75:5 e PLA-PEG 110:5 são considerados devidos ao homopolímero PLA devido à maior proporção de PLA para PEG (Riley et al., 1999). A incorporação de cloridrato de procaína nas partículas não influenciou o seu potencial zeta.

Jung et al (Jung et al., 2000), depois de sintetizarem poliésteres PLGA ramificados biodegradáveis em forma de escova com uma espinha dorsal hidrofílica carregada negativamente, SB- PVA-g-PLGA, prepararam NPs utilizando um método de nanoprecipitação modificado. Estudaram a influência da concentração de polímero na fase orgânica, o volume da fase orgânica, a taxa de adição da fase orgânica à fase aquosa, a concentração de surfactante e a velocidade de agitação. As diferenças no potencial zeta das NPs devem-se aos polímeros com cargas diferentes de que são feitas as partículas. O potencial zeta variou entre +23,2 mV (para NPs preparadas a partir de polímeros sem grupos carregados) e quase -22 mV (para partículas preparadas a partir de polímeros com 50% de grupos carregados na sua estrutura). Foi medido um potencial zeta de -10,4 mV quando as NPs de PLGA foram preparadas em condições idênticas. Embora as partículas fossem semelhantes em tamanho, tinham um potencial zeta diferente, indicando uma maior densidade de cargas negativas na superfície das partículas preparadas a partir de SB-PVA-g-PLGA com um maior grau de substituição de SB. A quantidade de surfactante na fase aquosa influenciou o potencial zeta (+29,5 mV a -43,8 mV), o que pode ser facilmente explicado pela deposição de poloxâmero 188 na superfície das NPs. Provavelmente, os domínios hidrofílicos da molécula (espinha dorsal e grupos carregados) interagem com a fase hidrofílica exterior e os componentes mais hidrofóbicos (ligações lactídeo-glicolídeo) deslocam-se para a fase interna, mais hidrofóbica.

Redhead et al (Redhead et al., 2001) prepararam NPs de PLGA 75:25 com um fármaco modelo, Rosa Bengala polar, e modificaram a superfície com poloxâmero 407 e poloxamina 908 para criar uma camada de PEG estericamente estabilizada na superfície. As partículas sem o estabilizador apresentaram um valor de potencial zeta mais negativo: -42,3 mV para o branco e -56,3 mV para as partículas carregadas com o fármaco. Esta diferença deve-se provavelmente ao facto de, a um pH de 7,4, o Rosa Bengala ter uma carga negativa. Os valores negativos para as partículas de PLGA pristinas resultam da presença de grupos carboxilo livres do polímero na superfície da partícula. Como esperado, a presença de uma camada adsorvida de poloxâmero de revestimento e poloxamina nas partículas pristinas e carregadas com o fármaco resultou numa diminuição do potencial zeta de 20 e 40 unidades para as partículas pristinas e carregadas com o fármaco, respetivamente. Este facto indica que a espessura da camada estabilizadora era praticamente a mesma. Fonseca et al (Fonseca et al., 2002) prepararam NPs de PLGA com paclitaxel. Foram utilizados como polímeros dois tipos de PLGA 50/50 com massas molares diferentes, RG 502H (Mw 6.000) e RG 502 (Mw 14.500) e PLGA 75/25 (RG 755) com Mw 63.600. Todas as formulações apresentaram um potencial zeta negativo, variando de -33,4 mV a -23,1 mV. As formulações em branco preparadas a partir do RG 502H e do RG 502 apresentaram valores de potencial zeta semelhantes, enquanto foi observada uma diminuição significativa para o copolímero RG 755. A presença do fármaco paclitaxel não teve influência na carga das partículas fabricadas a partir do RG 502H e RG 755, mas foi registado um ligeiro aumento para o RG 502. Para as partículas virgens, foi observado um ligeiro efeito da composição do copolímero na carga superficial. As NPs preparadas a partir do RG 502H e do RG 502 (50:50 L/G) apresentaram valores semelhantes para o potencial zeta, enquanto as NPs preparadas a partir do RG 755 apresentaram valores inferiores. A literatura indica que a carga superficial das NPs preparadas a partir de copolímeros depende da razão entre os diferentes monómeros (Ameller et al., 2003). Para além disso, sabe-se que a presença de poloxâmero 188, um emulsionante utilizado na preparação de NPs, pode contribuir para reduzir a carga superficial (Ameller et al., 2003; Avgoustakis et al., 2003). De facto, este emulsionante tende a ligar-se à superfície das nanopartículas através de interacções hidrofóbicas, incluindo a cadeia de polioxipropileno, enquanto as cadeias hidrofílicas de polioxietileno se deslocam para o meio externo, mascarando assim a carga negativa na superfície das nanopartículas. Neste aspeto, é possível que exista uma interação mais forte entre o poloxâmero 188 e o RG 755, que tem uma superfície mais hidrofóbica devido à sua relação L/G mais elevada, em comparação com os outros copolímeros para os quais foi observado um valor de potencial zeta mais baixo. [50]Ameller et al (Ameller et al, 2003) utilizaram PLA com Mw 42 kDa, PLGA com Mw 75 kDa, PCL com Mw 40 kDa, PLA-PEG 45-5, PLA-PEG 45-20, PCL-PEG 40-5 e PLGA-PEG 45-5 como polímeros e RU58668 como componente ativo antiestrogénio. O potencial zeta variou de -10 mV a -66 mV, e dependeu principalmente do tipo de polímero. Isto está de acordo com os dados da literatura para NPs preparadas a partir de PLGA, PLA e PCL (Chorny et al., 2002). No entanto, a utilização de copolímeros com blocos de PEG deu resultados diferentes, sendo o potencial zeta próximo de zero, o que também está de acordo com os dados da literatura (Pinto Reis et al., 2006). No entanto, este facto é consistente com o conceito de que a presença de PEG tem influência no potencial zeta das NPs preparadas a partir de copolímeros, tal como os dados de que não foi observada qualquer variação no potencial zeta para as NPs PLGA-PEG à medida que a massa molar de PLGA aumentava. Quando a quantidade de fármaco adicionado foi aumentada, não se registou qualquer diferença no potencial zeta, o que pode indicar que a estabilidade coloidal do sistema permanece inalterada com o aumento da quantidade de fármaco adicionado, como no caso da incorporação de procaína em NPs PLGA-PEG (Fessi etal., 1989). Em conclusão, pode dizer-se que o parâmetro mais importante que influencia o potencial zeta é a presença de cadeias de PEG na superfície, mais do que a natureza e a massa molar do núcleo ou a percentagem de fármaco. Avgoustakis et al (Avgoustakis et al., 2003) prepararam NPs utilizando PLGA e vários tipos de copolímeros PLGA-mPEG. As partículas de PLGA tinham um potencial zeta de -54,2 mV e as partículas de PLGA-mPEG de -4,3 mV a -6,2 mV. Isto deve-se à presença de PEG na superfície, que cobre a carga superficial do PLGA. Giannavola et al (Giannavolaet al., 2003) prepararam nanopartículas de PLA variando a massa molar do polímero e o tipo e concentração do surfactante. O potencial zeta variou entre -34 mV e -14 mV, consoante o tipo e a concentração do estabilizador utilizado. A presença de macromoléculas hidrofílicas na superfície das NPs leva a alterações nas propriedades da superfície do suporte coloidal. Com efeito, observa-se uma diminuição significativa do potencial zeta com a presença de uma camada de tensioativo não iónico (Stainmesse et al., 1995). Quanto maior for a concentração de tensioativo, menor será o potencial zeta. Esta diminuição progressiva do potencial zeta pode estar relacionada com a densidade da película de tensioativo na superfície das nanopartículas de PLA, o que leva a uma diminuição da mobilidade electroforética devido ao aumento do raio hidrodinâmico. Assim, a concentrações de tensioactivos superiores à CMC, a adsorção de tensioactivos não-iónicos nas NPs aumenta à medida que a sua concentração aumenta. A adsorção de DSPE-mPEG em nanopartículas de PLA preparadas na presença de Tween 80 (0,5% p/v) reduziu o potencial zeta absoluto de -31,1 mV para -14,7 mV. [50]Como mencionado anteriormente, Ameller et al (Ameller et al., 2004) utilizaram PLA com Mw 42 kDa, PLGA 75:25 com Mw 75 kDa, PCL com Mw 40 kDa, PLA-PEG 45-5, PCL-PEG 40-5 e PLGA-PEG 45-5, e RU58668 como componente ativo anti-estrogénio. A PEGilação reduziu significativamente o potencial zeta. As partículas preparadas a partir de homopolímeros de poliéster apresentaram um potencial zeta negativo (-10 mV a -66 mV), que dependia do tipo de homopolímero. Este facto está de acordo com os resultados obtidos para nanopartículas virgens preparadas a partir de polímeros PLGA, PLA e PCL, que apresentaram diferentes valores de potencial zeta na mesma gama (Leroueil-Le Verger et al., 1998). A utilização de copolímeros contendo um bloco PEG deu origem a valores de potencial zeta muito diferentes, mais próximos de zero, de acordo com a literatura (Gref et al., 1995). A presença de uma substância ativa deu origem a nanopartículas com um potencial zeta de -20 mV, o que se deve muito provavelmente à pequena quantidade de fármaco adsorvido na superfície das nanopartículas. Em comparação, a suspensão de substância ativa pura tinha um potencial zeta de cerca de -33 mV.

Shenoy e Amiji (Shenoy e Amiji, 2005) prepararam NPs com tamoxifeno e utilizaram poloxâmero 188 e poloxâmero 338 em concentrações variáveis como estabilizadores. O potencial zeta variou de -27,7 mV a +22,3 mV, dependendo do tipo e da concentração do estabilizador e da substância ativa. As NPs de PCL com ou sem grupos PEO adsorvidos tinham uma carga negativa. Contudo, a incorporação do fármaco alterou a carga para positiva, principalmente devido à localização do fármaco na superfície. A carga catiónica da superfície é desejável devido à sua influência na interação das nanopartículas com as células e ao aumento do grau e da duração da internalização.

Teixeira et al (Teixeira et al., 2005) prepararam nanopartículas de PLGA com uma xantona incorporada. O potencial zeta foi negativo, inferior a -36 mV. A presença de xantonas não influenciou o potencial zeta. Os resultados do potencial zeta mostraram que as NPs pristinas e as NPs carregadas com fármacos tinham um potencial zeta negativo de -38,9 mV a -36,0 mV, o que é comum para estes sistemas. A carga superficial das partículas coloidais pode aumentar por várias razões, como a ionização de grupos químicos na superfície ou a adsorção de iões. Já existiam dados sobre a carga negativa das NPs de PLGA devido à ionização dos grupos carboxil-terminais do polímero à superfície. No entanto, neste estudo, os grupos carboxilo foram utilizados para esterificação com grupos laurilo e não foram sujeitos a ionização. Assim, a carga negativa poderia ser explicada pela adsorção de aniões na superfície coloidal. A presença de xantonas não teve influência significativa no potencial zeta.

Musumeci et al (Musumeci et al., 2006) estudaram a influência da massa molar do PLA e do PLGA e a quantidade de docetaxel nas características físico-químicas e biofarmacêuticas das nanopartículas. Foram medidos valores negativos do potencial zeta para todas as formulações e as nanopartículas preparadas a partir de PLA de baixo peso molecular apresentaram um potencial zeta de -28 mV. O potencial zeta foi negativo devido à presença de grupos carboxilo terminais no polímero. Muller (Muller, 1991) confirmou que valores elevados de potencial zeta de cerca de -25 mV são suficientes para proporcionar uma barreira de alta energia para a estabilização das NP. As nanopartículas de PLA R203 têm provavelmente uma carga superficial idêntica de -38 mV para as partículas virgens e até -24 mV para as nanopartículas carregadas com fármacos. As outras NPs preparadas a partir dos outros polímeros tinham um valor de potencial zeta mais baixo, muito provavelmente devido à sua massa molar mais elevada do que a do PLA R203. De facto, qualquer que seja o tamanho molecular do PLA, apenas dois grupos carboxilo estão presentes em cada molécula de polímero e, ao aumentar a massa do polímero, a percentagem de grupos carboxilo terminais nas NPs diminui. Além disso, concentrações mais elevadas de tensioactivos podem ser adsorvidas à superfície das partículas e formar uma película mais densa na superfície, reduzindo a mobilidade electroforética. A presença de fármaco nas nanopartículas de PLA diminui o potencial zeta negativo, provavelmente devido à adsorção do fármaco à superfície. Não foi observada qualquer influência do fármaco no potencial zeta das nanopartículas de PLGA.

Vega et al (Vega et al., 2006) utilizaram um desenho experimental para estudar a influência do pH da fase aquosa e da concentração inicial do estabilizador e do fármaco utilizados para preparar as NPs nas suas propriedades físico-químicas. O PLGA 75/25 de Mw 98.000 foi utilizado como polímero, o poloxâmero 188 como estabilizador e o flurbiprofeno como substância ativa. O poloxâmero 188 é utilizado como estabilizador na preparação de NPs de PLGA em alternativa ao PVA devido ao seu acentuado potencial zeta negativo, que contribui para a estabilização do sistema coloidal. Os valores do potencial zeta variaram de -24,48 mV a -27,45 mV e não foram observadas diferenças em termos das variáveis estudadas. O pH não teve influência na carga, provavelmente porque o poloxâmero 188 é um tensioativo não iónico que impede a ligação de iões nas cavidades das NPs. As NPs com flurbiprofeno também apresentaram valores de potencial zeta negativos. Embora o potencial zeta positivo seja responsável pela mucoadesão devido à presença de grupos positivamente carregados, as partículas com poloxâmero 188 oferecem a possibilidade de modificar a superfície aniónica dos polímeros catiónicos para melhorar as suas propriedades mucoadesivas.

Lince et al (Lince et al., 2008) estudaram a influência da concentração do polímero utilizado (PCL), da taxa de fluxo, ou seja, do fluxo de acetona para o CIJM, e da relação água/acetona na distribuição do tamanho das partículas das NPs obtidas por métodos baseados na nanoprecipitação. Para o efeito, foi utilizado um polímero com dois pesos moleculares diferentes (Mw 14.000 e Mw 80.000). O potencial zeta foi negativo, provavelmente devido à presença de alguns grupos funcionais residuais carregados negativamente do monómero utilizado para a polimerização do PCL. O potencial zeta também estava relacionado com a diferença entre a permissividade dieléctrica estatística do material e o líquido em suspensão, de acordo com a regra fenomenológica de Coehn e Raydt (Naujoks e Stemmer, 2003). Neste caso, é sempre negativa. Além disso, é muito provável que exista uma fraca correlação entre o potencial zeta e o tamanho; de facto, as partículas mais pequenas são geralmente caracterizadas por valores de potencial zeta mais próximos de zero.

$_{10}$Nehilla et al (Nehilla et al., 2008) prepararam NPs de PLGA com CoQ incorporado. O tipo de solvente orgânico, o tipo de fase aquosa, a quantidade de PLGA e a relação não-solvente/solvente foram modificados. Após a diálise, o potencial zeta das partículas com fármaco incorporado e SDS adsorvido foi muito mais negativo (63,0 mV) do que o das partículas não purificadas sem SDS (-40,4 mV). A carga superficial após a diálise foi renovada nas partículas carregadas com o fármaco (-42,5 mV), indicando a remoção completa do SDS.

Seju et al (Seju et al., 2011) prepararam NPs de PLGA com olanzapina. Estudaram a influência do tipo de fase orgânica (acetona, ACN, THF), a concentração de poloxâmero 407 como estabilizador (0, 0,25, 0,5 e 0.75% p/v), a relação fase orgânica/fase aquosa (1:10, 2:10, 3:10, 4:10 e 5:10), a relação fármaco/polímero (1:4, 1:6, 1:8, 1:10 e 1:12) e a taxa de adição da fase orgânica (0,5, 1,0 e 1,5 ml/min). A formulação optimizada foi preparada dissolvendo 50 mg de PLGA e 6,25 mg de olanzapina em 2 ml de ACN. Esta fase orgânica foi adicionada a 10 ml de poloxâmero 407 a 0,25% por agitação contínua com um agitador magnético. O potencial zeta foi de -23,7 ± 2,1 mV, o que se deveu à carga negativa do PLGA, favorecendo a estabilidade da dispersão das NPs devido à repulsão eletrostática entre as partículas (Molpeceres et al., 1996).

Jain et al (Jain et al., 2011) prepararam NPs de PLGA com tamoxifeno. O tipo de tensioativo utilizado influenciou o potencial zeta da seguinte forma: 2% PVA +3,26 mV, 1% DMAB +45,57 mV e poloxâmero 180 (Pluronic F60) -3,45 mV, enquanto a concentração do fármaco não teve influência no potencial zeta, ou seja, uma concentração teórica de fármaco de 5, 10 e 15% deu um potencial zeta de +3,26, +3,5 e +3,34 mV, respetivamente.

Martin-Banderas et al. (Martin-Banderas et al., 2015) prepararam quatro tipos de NPs carregadas com Δ9-THC à base de PLGA por um método de deposição interfacial de polímero e deslocamento de solvente: NPs de PLGA não modificadas, PEGiladas, revestidas com quitosana e revestidas com quitosana PEGilada. O potencial zeta médio para cada formulação foi de -34,78 ± 5,98, +0,46 ± 0,06, +78,21 ± 7,65 e +5,34 ± 0,98 mV, respetivamente. Os resultados mostram que os valores do potencial zeta aumentam significativamente quando as partículas são revestidas com quitosano. Os autores explicam estes valores positivos pela natureza policádica do quitosano, ou seja, os seus grupos amino primários.

Tam et al (Tam et al., 2016) investigaram o potencial zeta de NPs de PEG-b-PLA pristinas e carregadas com doxorrubicina preparadas com e sem PVP como estabilizador. As NPs carregadas com doxorrubicina sem PVP e as NPs pristinas tiveram um potencial zeta negativo de -15,3 ± 1,65 e -17,4 ± 0,45 mV, respetivamente, indicando que a superfície das NPs continha grupos PLA de ácido carboxílico carregados negativamente expostos ao ambiente externo. Na formulação de NPs carregadas com fármaco com PVP, o valor do potencial zeta foi próximo de zero, ou seja, -0,25 ± 0,02 mV. Os autores sugeriram que o PVP neutro revestiu as nanopartículas, mascarando os grupos carboxilo expostos e carregados negativamente do LPA. Observaram também que a forte ligação de hidrogénio que ocorre entre o componente PEG do copolímero e o PVP poderia impedir a agregação das partículas, reforçando a barreira estérica na superfície das NPs.

Tavares et al. (Tavares et al., 2017), que prepararam NPs de PCL revestidas com poloxâmero 188, descobriram que o potencial zeta dependia da concentração de PCL. Nomeadamente, para concentrações de PCL de 0,2, 0,4 e 0,6% p/v, os valores médios do potencial zeta foram -9,3 ± 1,07, -16,4 ± 0,85 e -15,8 ± 0,66 mV, respetivamente. Os dados da literatura relativos às NPs de PCL preparadas por nanoprecipitação indicam que estas partículas têm geralmente um potencial zeta de cerca de -50 mV (Lee et al., 2009). Portanto, os resultados obtidos indicam que ocorreu uma modificação da superfície com redução do potencial zeta, provavelmente devido à adição do agente de revestimento (Tavares et al., 2017). No entanto, dado que se obtiveram partículas mais carregadas negativamente com concentrações mais elevadas de PCL (ou seja, foram expostos mais terminais carboxílicos negativos do PCL), os autores consideraram que este foi o fator dominante que influenciou o potencial zeta, em vez da presença do poloxâmero 188.

3.2. Métodos baseados na emulsificação

O potencial zeta das nanopartículas preparadas por métodos baseados na emulsificação, tal como o das nanopartículas preparadas por métodos baseados na nanoprecipitação, é influenciado principalmente pelo *tipo de polímero,* pelo *tipo e quantidade de estabilizador e* pelo *tipo e quantidade de substância ativa* utilizada na sua preparação.

Sahana et al (Sahana et al., 2008) prepararam NPs de PLGA (50:50) com estradiol através de um método de emulsificação-difusão-evaporação, utilizando DMAB e PVA como estabilizadores. O potencial zeta das NPs preparadas com DMAB variou de +70 a +94 mV, enquanto os valores para as partículas preparadas com PVA foram de -1 a -7 mV, dependendo do tipo de fase orgânica utilizada e da incorporação ou não de uma substância ativa. É evidente que a utilização de DMAB como estabilizador deu origem a NPs com um potencial zeta fortemente positivo, enquanto que a utilização de PVA deu origem a partículas com um potencial fracamente negativo.

Os dados da literatura sugerem que um potencial zeta positivo permite uma maior absorção das partículas na mucosa devido à natureza aniónica da camada mucosa, ou seja, o potencial zeta positivo favorece as propriedades mucoadesivas das nanopartículas. Hariharan et al (Hariharan et al., 2006) prepararam nanopartículas de PLGA (50:50) com estradiol, utilizando DMAB e PVA como estabilizadores. O potencial zeta das partículas preparadas com DMAB variou de +70 a +85 mV, medido a pH 3,95-4,83, enquanto o seu valor para as partículas preparadas com PVA variou de -1 a -2 mV, medido a pH 5,23-5,79. O potencial zeta é importante para a estabilidade das partículas e para a mucoadesividade. Um potencial zeta mais elevado, quer seja positivo ou negativo, é responsável pela estabilidade do sistema graças à repulsão eletrostática entre as NPs, que impede a sua agregação. Por outro lado, a mucoadesão é favorecida no caso de um potencial zeta positivo devido à natureza aniónica do muco.

Ahlin et al (Ahlin et al., 2002) prepararam nanopartículas de PLGA e PMMA com enalaprilato. Como estabilizador, utilizaram PVA em diferentes concentrações. O potencial zeta das NPs de PMMA diminuiu à medida que a concentração de PVA aumentou, de -43,3 mV no caso de 10% de PVA para -58,7 mV no caso de 20% de PVA. Como mencionado anteriormente, o potencial zeta é geralmente um índice de estabilidade para as NPs. Normalmente, quanto mais elevado for o valor absoluto do potencial zeta, maior é a carga na sua superfície, o que conduz a interacções repulsivas mais fortes entre as NPs dispersas, maior estabilidade e um tamanho de partícula mais uniforme. O potencial zeta e a estabilidade física das NPs de PMMA aumentaram com o aumento da concentração de PVA. Os valores absolutos do potencial zeta medidos após 15 dias eram ligeiramente inferiores, mas as partículas continuavam estáveis. Por exemplo, o valor do potencial zeta medido para as NPs de PMMA pristinas imediatamente após a preparação foi de -65,6 mV e após 15 dias foi de -47,1 mV, enquanto o valor para as NPs de PLGA imediatamente após a preparação foi de -58,7 mV e após 15 dias foi de -44,6 mV.

Konan et al (Konan et al., 2003) prepararam NPs a partir de 50:50 PLGA, 75:25 PLGA e PLA com p-THPP. O PVA foi utilizado como estabilizador. Estudaram a influência da razão molar do copolímero e a quantidade de fármaco. O potencial zeta variou entre -4,2 e +7,8 mV e não foi influenciado pelo tipo de polímero ou pela quantidade de fármaco. Quando se utilizam polímeros de poliéster puros para obter NPs, espera-se que as partículas tenham valores de potencial zeta largamente negativos devido à presença de grupos carboxilo na sua superfície. No entanto, os resultados destes estudos mostram que os valores do potencial zeta são próximos de zero, o que se deve à presença de PVA na superfície das NPs, que mascara os grupos carregados na sua superfície.

Trimaille et al (Trimaille et al., 2003) prepararam nanopartículas de PLA. Variaram a quantidade de PLA (2-10%) utilizada durante a preparação. O poloxâmero 188 foi utilizado como estabilizador numa concentração de 0,5-5%. Estudaram o efeito do pH na carga superficial. A pH 4,5, o potencial zeta atingiu um patamar (-45 mV) e diminuiu num ambiente ácido. Este facto deve-se provavelmente à protonação dos grupos carboxilo nas cadeias de PLA. A influência da força iónica na carga superficial foi também avaliada a pH 6. À medida que a força iónica aumentava, o potencial zeta diminuía. A formulação sem poloxâmero 188 tinha um potencial zeta absoluto mais elevado do que as outras, muito provavelmente porque nas formulações com poloxâmero 188 há um mascaramento parcial da carga superficial do polímero.

Mittal et al (Mittal et al., 2007) prepararam NPs de PLGA com estradiol. Estudaram a influência da massa molar do polímero e da composição do copolímero nas características físico-químicas e biofarmacêuticas das partículas. O potencial zeta variou de +78,9 a +102,8 mV para as partículas carregadas com o fármaco e de +72,5 a +96,6 mV para as partículas pristinas. Ao aumentar o peso molecular do PLGA 50:50, o potencial zeta aumentou. No entanto, este não foi o caso das NPs preparadas com o polímero Mw 213.000, onde foi ligeiramente inferior ao das NPs com o polímero Mw 137.000. Por outro lado, a composição dos copolímeros (50/50, 65/35 e 85/15) deu um potencial zeta de +90,7, +80,2 e +91,2 mV, respetivamente, e +94,7, +89,4 e +98,2 mV, respetivamente, para as partículas carregadas com o fármaco.

Shin et al (Shin et al., 2010) prepararam nanopartículas de PLGA e PEG-PLGA com tacrolimus. O poloxâmero 188 em diferentes concentrações foi utilizado como estabilizador. O potencial zeta do PLGA foi de -28,2 ± 4,3 mV e o das NPs PEG-PLGA foi de -24,5 ± 5,7 mV. Esta diminuição da carga superficial é provavelmente devida à presença de PEG. Estes valores absolutos do potencial zeta indicam que são suficientes para evitar a agregação das NPs.

Vandervoort e Ludwig (Vandervoort e Ludwig, 2002) prepararam NPs de PLGA com diferentes estabilizadores, tais como PVA, MC, HEC, carbopol, HPMC, HPC, gelatina A, gelatina B e poloxâmero. O potencial zeta variou de 0 a -50 mV. A maioria das NPs tinha um potencial zeta ligeiramente negativo, enquanto um potencial positivo só foi observado para partículas estabilizadas com gelatina tipo A. A concentração de

PVA provavelmente não tem influência ou tem uma influência negativa na maioria dos polímeros utilizados, indicando que o potencial zeta será mais negativo se o PVA for adicionado à formulação. No entanto, o efeito do PVA no potencial zeta é de +23,9 mV antes e +33,6 mV após a liofilização no caso do poloxâmero e de +32 mV antes e +19,6 mV após a liofilização nas formulações preparadas com carbopol. Os resultados indicam que os valores de potencial zeta mais negativos para estes polímeros foram medidos quando o PVA não estava presente na formulação. O efeito da concentração destes polímeros é muito menos pronunciado do que a influência da presença de PVA. De facto, o único polímero cuja concentração tem influência no potencial zeta das NPs de PLGA antes da liofilização é o poloxâmero. Isto pode provavelmente ser explicado pelo facto de a diferença entre os níveis superior e inferior deste polímero ser muito menos extrema do que a influência do PVA. Como já mencionámos várias vezes, o potencial zeta é um parâmetro importante para as propriedades das partículas e tem influência na estabilidade e na mucoadesão. Teoricamente, valores de potencial zeta mais elevados, negativos ou positivos, tendem a estabilizar a suspensão de NP. A repulsão eletrostática entre partículas com a mesma carga impede a sua agregação. A estabilização da nanosuspensão durante a liofilização de nanopartículas preparadas com poloxâmero e carbopol pode ser explicada pelo facto de estas formulações terem o potencial zeta mais elevado. A mucoadesão, por outro lado, depende de valores positivos do potencial zeta. A camada mucosa em pH neutro é um polielectrólito aniónico. Consequentemente, a presença de grupos carregados positivamente nas nanopartículas pode levar a interacções electrostáticas entre o muco e as partículas. Nestes estudos, as únicas partículas com carga positiva foram as preparadas com gelatina tipo A como estabilizador. No entanto, as partículas preparadas com carbopol e poloxâmero oferecem possibilidades interessantes, uma vez que as suas superfícies aniónicas podem ser revestidas com polímeros catiónicos, melhorando assim a sua mucoadesividade. O tamanho e o potencial zeta das NPs podem ser controlados modificando a quantidade de PVA ou a concentração do estabilizador alternativo na formulação.

Essa et al (Essa et al., 2011) prepararam NPs PEG-g-PLA com rodamina. Estudaram a influência da densidade de enxerto de PEG (1, 7 e 20% mol/mol de monómero de LA) nas propriedades físico-químicas e biológicas das NPs. O forte aumento do potencial zeta nas NPs PEG-g-PLA com diferentes densidades de enxerto de PEG pode ser explicado pela existência de uma fração de PVA na superfície das NPs, indicando o seu papel no mascaramento da carga real das NPs PLA. Não foi observada nenhuma diferença significativa no potencial zeta para diferentes densidades de enxerto de PEG (-0,098 a +0,273 mV). Isto indica que a presença de PVA torna difícil estimar a influência da densidade de enxerto de PEG. Em apoio a esta afirmação, os dados da literatura mostram que as NPs de PLA preparadas com o mesmo método sem estabilizador têm valores de potencial zeta muito mais negativos (-40 mV), enquanto as que têm PVA como estabilizador têm valores de -4 mV.

Byun et al (Byun et al., 2011), que preparou PCL NPs com a-tocoferol, estudou a influência da concentração de PCL, solvente de fase de óleo (diclorometano e diclorometano-ACN) e tempo de ultra-sons sobre as características das NPs. O potencial zeta variou de -7,7 mV a -16,23 mV e dependeu da composição das formulações.

Swarnakar et al (Swarnakar et al., 2011) prepararam NPs de PLGA com CoQi0. 10Estudaram a influência do tipo e da concentração do estabilizador (DMAB, PVA e poloxâmero 188), da velocidade de homogeneização e da concentração de CoQ nas características físico-químicas das NPs. As NPs preparadas com 2% de PVA registaram o valor mais baixo de potencial zeta absoluto de -4,16 mV, enquanto as preparadas com 2% de poloxâmero 188 registaram um potencial zeta de +18,34 mV. Para as partículas preparadas com DMAB, o potencial zeta foi influenciado pela concentração do estabilizador de tal forma que as partículas preparadas com 1% de DMAB tiveram um potencial zeta de +25,82 mV, as preparadas com 0,5% de DMAB tiveram um potencial zeta de +18,34 mV, enquanto as preparadas com 0,25% de DMAB tiveram um potencial zeta de +9,56 mV.

Cun et al (Cun et al., 2011) prepararam NPs de PLGA com siRNA. A formulação foi optimizada utilizando um desenho fatorial fraccionado. A relação de volume entre a fase aquosa interna e a fase oleosa, a concentração de PLGA, o tempo de sonicação, a quantidade de siRNA e a quantidade de BSA acetilado, como a fase aquosa interna adicionada a fim de estabilizar a emulsão primária, foram seleccionados como variáveis. O potencial zeta de todas as formulações preparadas situou-se entre -45,5 e -37,5 mV.

Yousry et al (Yousry et al., 2017) prepararam NPs poliméricas carregadas com vancomicina através de um método de evaporação de solvente de dupla emulsão (W/O/W), utilizando PLGA ou PCL como polímeros, Eudragit RS 100 e Span 80 como estabilizadores. Os valores médios do potencial zeta para todas as formulações variaram entre -43 e +55 mV. As formulações que continham Eudragit RS 100 tinham uma carga líquida positiva, devido aos grupos de amónio quaternário positivamente carregados deste componente, enquanto as formulações sem Eudragit RS 100 tinham uma carga negativa, devido à carga negativa do polímero. Os autores encontraram um efeito significativo do tipo de polímero, da relação polímero:Eudragit RS 100, das concentrações de Span 80 e da interação de dois factores entre estas variáveis nos valores do potencial zeta.

Badran et al. (Badran et al., 2017), que prepararam NPs de PLGA e PCL carregadas com 5-fluorouracil, observaram que a modificação da superfície das NPs com quitosana teve uma influência significativa no potencial zeta das partículas. Os valores desse parâmetro para as nanopartículas de PLGA e PCL não revestidas foram de -17,47 ± 1,88 e -14,11 ± 0,78 mV, enquanto os das nanopartículas revestidas com quitosana foram de 15,21 ± 1,72 e 12,08 ± 1,78 mV, respetivamente. A carga negativa das partículas não revestidas foi atribuída aos grupos carboxílicos poliméricos não encapsulados presentes na superfície das nanopartículas. O efeito de proteção do quitosano e dos seus grupos amino carregados positivamente conduz a uma conversão do potencial zeta para valores positivos (Badran et al., 2017; Song et al.,2011).

4. Eficácia do encapsulamento - factores que influenciam

4.1. Métodos baseados na nanoprecipitação

Ao contrário do que acontece com o tamanho das partículas, são muito raros e limitados os dados existentes na literatura relativos aos parâmetros de formulação e de processo que influenciam a incorporação de substâncias activas nas nanopartículas e a eficácia do encapsulamento. Os dados disponíveis permitem-nos concluir que a eficiência da encapsulação em NPs preparadas por métodos baseados na nanoprecipitação é influenciada por vários parâmetros, sendo os mais importantes o tipo e a concentração do polímero utilizado na preparação, o tipo e a concentração do tensioativo, a quantidade inicial de fármaco utilizada durante a preparação, o tipo de solvente orgânico, a razão entre a fase aquosa e a fase orgânica e o pH da fase aquosa. A Tabela 3 apresenta uma visão sistemática dos dados bibliográficos disponíveis sobre as variáveis mais frequentemente estudadas do ponto de vista da eficácia da encapsulação em NPs preparadas por métodos baseados na nanoprecipitação.

4.1.1. Tipo de polímero

8515A influência do *tipo de polímero foi* estudada por Leroueil-Le Verger et al (Leroueil-Le Verger et al., 1998), que prepararam nanopartículas de PLA100, PLA GA , PLA50GA50 e PCL com isradipina (anti-hipertensivo) para uso oral. A eficiência de encapsulação foi determinada por filtração em gel e para as nanopartículas preparadas a partir de PLA100 foi de 74,2%, PLA85GA15 - 76,2%, PLA50GA50 - 97,4% e PCL - 87,4%. A utilização de DSC e de raios X permitiu determinar que, durante a precipitação, os polímeros e a substância ativa voltam a precipitar a partir do seu estado previamente solubilizado na solução de acetona. Estes estudos evidenciaram a forma amorfa do PLA100, PLA85GA15 e PLA55GA50 nas nanopartículas, bem como a estrutura semi-cristalina das nanopartículas de PCL. Em todas as nanopartículas, observou-se a ausência de uma estrutura cristalina de isradipina, o que sugere a existência de uma dispersão molecular do fármaco na matriz. Jeong et al (Jeong et al, 2004) prepararam nanopartículas de PCL/PEG com ácido all-tra *"5-retinóico* (atRA) incorporado. Foram efectuadas variações no polímero utilizado no que diz respeito ao comprimento do segmento de PCL. A eficiência de encapsulação foi de 68-97% e aumentou com o comprimento do segmento de PCL. Segundo os autores, isto deve-se provavelmente ao aumento da hidrofobicidade do polímero e à maior extensão das interacções hidrofóbicas entre o polímero e o fármaco. Por outro lado, estudos efectuados por (Ameller et al., 2003; Govender et al., 2000) indicaram que o tipo de polímero não teve influência na eficiência da encapsulação. Govender et al (Govender et al., 2000) prepararam NPs com cloridrato de procaína incorporado (uma substância solúvel em água) a partir de um copolímero PLA-PEG com um bloco fixo de PEG (5 kDa) e um segmento de PLA com tamanho variando de 3 a 110 kDa. O teor de fármaco e a eficácia da encapsulação foram semelhantes para todas as formulações, apesar das diferenças no copolímero PLA-PEG. O teor de fármaco foi de 0,24% e a eficácia de encapsulamento de 8,3%. Os resultados iniciais foram surpreendentes, uma vez que os autores esperavam que a eficiência de encapsulação aumentasse para formulações com segmentos de PLA maiores. De facto, à medida que o segmento de PLA aumentava, o diâmetro das partículas também aumentava, pelo que esperavam que as partículas maiores tivessem uma área de superfície total mais pequena, a partir da qual o fármaco pudesse ser perdido para a fase aquosa externa e, ao mesmo tempo, que as partículas tivessem um núcleo maior, no qual pudesse ser incorporada mais substância ativa. No entanto, após determinarem a eficácia do encapsulamento e de acordo com os resultados de outro dos seus estudos (Riley et al., 1999), concluíram que o número de agregações de NPs PLA-PEG aumentava significativamente com o aumento do Mw do PLA. Ao aumentar o segmento de PLA, o número de interacções hidrofóbicas entre as unidades de ácido lático do segmento de PLA aumenta, resultando numa maior densidade de empilhamento das subunidades de PLA-PEG. Isto pode indicar que a mobilidade do núcleo também diminui, resultando em menos espaço para a incorporação do fármaco, apesar do aumento do diâmetro das partículas. Outra explicação para os resultados obtidos poderá ser o facto de o aumento do segmento de

PLA conduzir provavelmente a um núcleo mais hidrofóbico, pelo que, quando o segmento de PLA é aumentado, a compatibilidade do fármaco hidrofílico com o núcleo diminui. 50Ameller et al. (Ameller et al., 2003) utilizaram PLA com Mw 42 kDa, PLGA com Mw 75 kDa, PCL com Mw 40 kDa, PLA-PEG 45-5, PLA-PEG 45-20, PCL-PEG 40-5 e PLGA-

PEG 45-5 como polímeros e RU58668 como substância ativa (lipossolúvel) antiestrogénica. A eficiência de encapsulação para todas as formulações foi superior a 94%, independentemente do tipo de polímero. Por outras palavras, não houve diferença na eficiência de encapsulação quando foi utilizado um polímero mais hidrofílico (PLGA) ou mais hidrofóbico (PCL). De acordo com os autores, este facto deve-se provavelmente às propriedades físico-químicas do fármaco (baixa solubilidade em água e elevada hidrofobicidade).

4.1.2. Concentração de polímero

A influência da *concentração do polímero* na eficiência do encapsulamento foi estudada por Chorny et al (Chorny et al., 2002), que prepararam NPs de PLA nas quais encapsularam o AG-1295 - uma tirfostina altamente lipofílica, de baixo peso molecular e um bloqueador P antiestenótico dos receptores PDGF. É altamente solúvel em solventes não polares e semi-polares, mas basicamente insolúvel em água. Ao aumentar a quantidade de PLA, a eficiência da encapsulação aumenta. Com 100 mg de polímero, a eficiência de encapsulação foi de 56%, com 200 mg de polímero foi de 90%, enquanto com 300 mg de polímero, a eficiência de encapsulação foi de 96%. De facto, os autores estabeleceram uma relação entre estes resultados e o tamanho das nanopartículas. De facto, com concentrações mais baixas de polímero, obtêm-se partículas mais pequenas. Estas partículas têm uma maior área de superfície total e existe uma maior probabilidade e possibilidade de a substância ativa se difundir destas partículas para o ambiente circundante, o que, em última análise, conduz a uma menor eficiência de encapsulamento. Resultados semelhantes foram registados por Chacon et al (Chacon et al., 1996), que prepararam NPs com um polímero PLGA 50:50 e ciclosporina A. Estudaram a influência do tamanho da abertura da agulha, a quantidade de polímero e a velocidade de injeção da fase orgânica na fase aquosa na eficiência de encapsulação. A eficiência de encapsulação variou entre 47,9% e 84,71%. A sua dependência do tamanho da abertura da agulha foi linear, enquanto a sua dependência da quantidade de polímero foi quadrática. A maior eficiência foi obtida com a maior quantidade de polímero e o menor tamanho de abertura da agulha. Estas condições conduzem à formação de partículas mais pequenas, o que apoia a hipótese de que pelo menos uma fração do fármaco é adsorvida na superfície das nanopartículas de PLGA. Molpeceres et al. (Molpeceres et al., 1996) utilizaram um projeto composto central para estudar a influência de diversas variáveis (temperatura, tamanho da abertura da agulha, volume da fase orgânica, tensioativo (poloxâmero 188) e concentração de polímero) no tamanho e na quantidade de fármaco incorporado em NPs preparadas por métodos baseados na nanoprecipitação. O PCL foi utilizado como polímero e a ciclosporina A como substância ativa. As nanopartículas preparadas foram caracterizadas por uma elevada eficiência de encapsulação, na ordem dos 90-97%, sendo a quantidade de polímero o fator mais influente. Os resultados dos estudos de Guhagarkar et al (Guhagarkar et al., 2009), que prepararam NPs de PES com silimarina, e de Seju et al (Sejuet al., 2011), que prepararam NPs de PLGA com o antipsicótico olanzapina, são semelhantes. Assim, o aumento da concentração do polímero leva a um aumento da eficiência de encapsulação.

4.1.3. Massa molar do polímero

A influência da *massa molar do polímero (Mw)* na eficiência de encapsulação foi estudada por Bozkir e Saka (Bozkir e Saka, 2005), que prepararam NPs de PLGA 74/26 e 73/27 com 5-fluorouracil, enquanto Musumeci et al (Musumeci et al., 2006) prepararam NPs de PLA e PLGA com docetaxel. Estudos efectuados por Bozkir e Saka (Bozkir e Saka, 2005) indicam que, ao aumentar a massa molar do polímero, o tamanho das partículas também aumenta e a eficiência de encapsulação diminui. Na sua opinião, este facto deve-se provavelmente à natureza do 5-fluorouracilo, uma vez que se liga muito fracamente às partículas e, durante a centrifugação e a lavagem, pode ser facilmente removido das nanopartículas. Os resultados da influência do Mw na eficiência de encapsulação foram semelhantes nos estudos de Musumeci et al (Musumeci et al., 2006), que indicaram que as nanopartículas de PLA R203 e PLGA RG 502H tinham melhor eficiência de encapsulação do que as nanopartículas de PLA R206 e PLA R207. Com base nos resultados de dissolução, os autores sugerem que este facto se deve à maior quantidade de docetaxel adsorvido à superfície. Por outro lado, Fonseca et al (Fonseca et al., 2002) prepararam NPs de PLGA com paclitaxel. Foram utilizados dois tipos de PLGA 50/50 com diferentes massas molares (Mw 6.000 e Mw 14.500) e PLGA 75/25 (Mw 63.600). Os resultados mostraram que a massa molar do PLGA e o rácio L/G não tiveram influência na eficiência da encapsulação.

4.1.4. Tipo e concentração do tensioativo

A influência do *tipo de surfactante* (Bozkir e Saka, 2005; Guhagarkar et al., 2009; Jain et al., 2011; Shenoy e Amiji, 2005) *e* da *concentração* (Chorny et al., 2002; Guhagarkar et al., 2009; Jain et al., 2011; Lince et al., 2011; Molpeceres et al., 1996; Paul et al., 1997; Vega et al., 2006) também foi estudada. Os estudos de (Bozkir e Saka, 2005; Guhagarkar et al., 2009; Jain et al., 2011) indicam que o tipo de tensioativo tem influência na eficiência de encapsulação, ao contrário dos estudos de Shenoy e Amiji (2005), que concluíram que não tinha influência. Estes (Shenoy e Amiji, 2005) prepararam NPs de PEO-PCL com tamoxifeno e utilizaram poloxâmero 188 e poloxâmero 338 em diferentes concentrações como surfactantes. Os resultados obtidos mostraram uma elevada eficiência de encapsulação (>90%) e uma elevada carga de fármaco de cerca de 20% nas NPs preparadas, indicando que o tipo de tensioativo não tem influência na eficiência de encapsulação. Por outro lado, Bozkir e Saka (Bozkir e Saka, 2005) utilizaram PVA, poloxâmero 188 e poloxâmero 407 como estabilizadores na preparação de NPs de PLGA 74/26 e 73/27 com 5-fluorouracilo. A formulação preparada com poloxâmero 188 teve uma eficiência de encapsulação de

78,3%, enquanto o valor para a preparada com poloxâmero 407 foi de 66,25%. Guhagarkar et al (Guhagarkar et al., 2009), ao prepararem NPs PES com silimarina, estudaram a influência do tipo e da concentração de surfactante adicionado à fase aquosa (PVA, poloxâmero 188 e Tween 80). A eficiência de encapsulação da silimarina diminuiu com o aumento da concentração de surfactante, pela seguinte ordem: PVA > poloxamer 188 > Tween 80. Isto deve-se provavelmente ao facto de, ao aumentar a quantidade de tensioativo, a solubilidade da silimarina em água e a sua partição na fase aquosa aumentarem, o que, em última análise, leva a uma diminuição da eficiência de encapsulação. Resultados semelhantes foram obtidos por Molpeceres et al (Molpeceres et al., 1996), que prepararam NPs de PCL com ciclosporina e poloxâmero 188 como surfactante. Ao aumentar a concentração de surfactante, a eficiência de encapsulação diminuiu, provavelmente devido à solubilização do fármaco na fase aquosa. Estudos anteriores mostraram que a ciclosporina é menos solúvel em misturas de poloxâmero 188/água do que em água a uma temperatura de 20-37°C. Por esta razão, o poloxâmero desempenha um papel não só na estabilidade das NPs, mas também na obtenção de uma maior eficiência de encapsulamento, uma vez que reduz a solubilidade do fármaco no ambiente externo da suspensão de nanopartículas. Por outro lado, Jain et al (Jain et al., 2011) prepararam NPs de PLGA com tamoxifeno, usando DMAB, PVA e poloxâmero 188 como surfactantes em concentrações de 1%, 2% e 3%. As NPs de DMAB apresentaram a menor eficiência de encapsulação - 15,3%. As partículas de PVA tiveram uma eficiência de encapsulamento de 86,2%, enquanto as partículas de poloxâmero 188 tiveram uma eficiência de encapsulamento de 38,56%. O aumento da concentração de PVA (1, 2 e 3%) resultou numa alteração pequena e não significativa da eficiência de encapsulação (86,2, 85,78 e 84,94%). Lince et al (Lince et al., 2011) prepararam NPs de poli(metoxi-polietilenoglicol-cianoacrilato-cohexadecil cianoacrilato) com duas formas de doxorrubicina (doxorrubicina base e cloridrato de doxorrubicina) em ICJM. O poloxâmero foi utilizado como agente tensioativo. Os resultados mostraram que a quantidade de poloxâmero não teve influência na eficiência da encapsulação. Por outro lado, os estudos de Chorny et al (Chorny et al., 2002) indicaram que, ao aumentar a quantidade de tensioativo (poloxâmero 188) na fase orgânica, a eficiência de encapsulação aumentava - quando se utilizavam 20 mg de poloxâmero 188, a eficiência de encapsulação era de 60%, enquanto que quando se utilizavam 50 mg de poloxâmero 188, a eficiência de encapsulação era de 70%. Paul et al (Paul et al, 1997) prepararam nanopartículas de PLGA carregadas com pentamidina com poloxâmero e lecitina de soja como tensioactivos. As quantidades de cada ingrediente variaram, com exceção do PLGA. A pentamidina é um medicamento utilizado no tratamento da leishmaniose. Os resultados indicam que a concentração de lecitina de soja tem a maior influência na eficiência de encapsulação e que existe uma correlação linear e diretamente proporcional. Quando a relação entre o poloxâmero 188 e a lecitina de soja era de 2,5, a eficiência de encapsulação era inferior à das formulações em que a relação era de 2 e 1. Vega et al (Vega et al., 2006) prepararam NPs a partir de PLGA 75/25 (Mw 98 000), poloxâmero 188 como tensioativo e flurbiprofeno como substância ativa. Para além da influência da concentração de surfactante, estudaram também a influência do pH da fase externa e da quantidade de fármaco inicialmente adicionada na eficiência de encapsulação, que variou entre 74,4% e 94,6%. Os resultados indicam que o aumento do valor do pH tem um efeito negativo na eficácia da encapsulação, enquanto a quantidade de fármaco, a interação entre o pH e a quantidade de fármaco e o pH e o poloxâmero 188 têm um efeito positivo. No entanto, a avaliação estatística dos resultados mostrou que a interação entre o pH, a quantidade de fármaco e o poloxâmero 188 teve a maior influência. O flurbiprofeno é pouco solúvel em água a pH baixo e, quando o pH > pKa, as NPs têm uma eficiência de encapsulação inferior. De acordo com os autores, isto pode ser explicado pelo facto de, em valores de pH inferiores a pKa, o fármaco estar presente na sua forma não dissociada (insolúvel), que tem uma maior afinidade pelo polímero, resultando numa maior eficiência de encapsulação. Quando o fármaco tem uma menor afinidade pelo polímero, tende a difundir-se da fase orgânica para o meio aquoso externo durante a formação da NP, resultando numa diminuição da eficiência de encapsulação. Com o aumento do tamanho das partículas, observou-se que a eficiência de encapsulação também aumentou. Isto pode ser explicado pelo facto de que, ao aumentar o tamanho, a área de superfície por unidade de volume diminui, o que reduz a possibilidade de fuga do fármaco por difusão para o meio de suspensão. A eficiência máxima de encapsulação é atingida a pH < pKa do fármaco, o que se deve à maior lipofilicidade do fármaco nesta gama de pH, impedindo a ionização e facilitando a sua localização nas NPs. Em concentrações superiores a 1,5 mg/ml, o flurbiprofeno precipitou sob a forma de cristais, o que indica que foi atingida a capacidade máxima de encapsulação.

4.1.5. pH da fase aquosa

Com exceção de Vega et al. (Vega et al., 2006), a influência do *pH foi* estudada por Govender et al. e Yordanov et al. (Govender et al., 1999; Yordanov et al., 2012).

Como mencionado anteriormente, os resultados dos estudos de Vega et al. (Vega et al.,2006) demonstraram que, ao aumentar o pH, a eficiência de encapsulação diminui, enquanto os estudos de Govender et al. (1999) e Yordanov et al. (2012) destacaram que, ao aumentar o pH, a eficiência de encapsulação aumenta. De facto, Govender et al (Govender et al., 1999) que prepararam NPs de PLGA 50:50 com cloridrato de procaína incorporado e, entre outras variáveis, estudaram a influência do pH nas propriedades físico-químicas e biofarmacêuticas das NPs. Para melhorar a eficiência da encapsulação, o pH da fase aquosa foi alterado de 5,8 para 6,2, 7,9, 8,6 e 9,3. Ao aumentar o pH, a solubilidade do cloridrato de procaína diminui, resultando num aumento da quantidade de fármaco nas NPs de 0,3% e na eficiência de encapsulação de 11% a pH 5,8, para 1,3% e 58,2% a pH 9,3, respetivamente. Isto deve-se provavelmente a uma alteração (diminuição) no grau de ionização do cloridrato de procaína, o que resulta numa migração reduzida do fármaco para a fase aquosa. Ao substituir o cloridrato de procaína por procaína, a quantidade de fármaco aumentou de 0,3% para 0,9% e a eficiência de encapsulação de 11% para 41,4%. A forma di-hidratada da procaína é menos solúvel do que o seu sal e tem menos afinidade para a fase aquosa externa e/ou, alternativamente, a associação com a matriz de PLGA melhora, levando a um aumento da carga de fármaco e da eficiência de encapsulação.

Resultados semelhantes foram obtidos por Yordanov et al (Yordanov et al., 2012) que prepararam NPs utilizando PBCA com epirrubicina e um estabilizador de nanosuspensão, dextrano 40. Destacaram a correlação entre a eficiência da encapsulação e o pH do meio de nanoprecipitação. Uma maior quantidade de fármaco foi incorporada no polímero a um pH mais elevado, ou seja, a eficiência de encapsulação aumentou com o aumento do pH. Não foram efectuados estudos a pH superior a 7,4 devido à hidrólise da epirrubicina a valores de pH mais elevados.

4.1.6. Tipo de solvente, razão entre a fase aquosa e a fase orgânica e taxa de evaporação

O *tipo de sol-vento* e o *rácio fase aquosa/fase orgânica* também podem influenciar a eficiência da encapsulação. Estudos efectuados por Jeong et al (Jeong et al., 2004) indicaram que a utilização de DMF, em vez de acetona, para preparar as partículas resultou numa menor carga de fármaco e eficiência de encapsulação, enquanto a utilização de THF como solvente orgânico não teve influência na eficiência de encapsulação. Guhagarkar et al (Guhagarkar et al., 2009), na preparação de NPs PES com silimarina, utilizaram THF e uma mistura de THF e acetona numa proporção de 1:1 como solventes orgânicos. Quando o THF foi substituído por uma mistura de THF e acetona numa proporção de 1:1, a eficiência de encapsulação diminuiu, ou seja, foi de 45-65% quando o THF foi utilizado sozinho e de 20-30% quando foi utilizada a mistura de THF e acetona como solventes orgânicos. Isto deve-se provavelmente ao aumento da constante dieléctrica do solvente, ou seja, o seu aumento devido à presença de acetona leva a um aumento da difusividade do solvente, o que permite a migração do fármaco para a fase aquosa e, consequentemente, a eficiência de encapsulação diminui. Portanto, os resultados de seus estudos indicam que uma maior quantidade de fase orgânica permite uma difusão mais rápida do solvente para a fase aquosa, resultando na formação de partículas menores. No entanto, isso promove a partição do fármaco na fase aquosa e diminui a eficiência do encapsulamento. No que respeita à influência destas variáveis na eficiência de encapsulação, os resultados do estudo de Chorny et al (Chorny et al., 2002) são muito semelhantes. Utilizaram acetona como solvente orgânico e uma mistura de acetona e etanol, em que uma parte da acetona (0,5-4 ml) foi substituída por etanol. A eficiência de encapsulamento foi de 71,6% quando se utilizou apenas acetona, enquanto a adição de 1 e 2 ml de etanol à fase orgânica aumentou a eficiência de encapsulamento para 72,2 e 76,3%, respetivamente. Ao aumentar o rácio entre a fase aquosa e a fase orgânica, a eficiência de encapsulação diminuiu, de 56% para 67% no caso da formulação primária, enquanto a *taxa de evaporação do* solvente orgânico não teve influência na eficiência de encapsulação. O rácio fase aquosa/fase orgânica também teve influência na eficiência de encapsulação do paclitaxel em NPs de PLGA (Fonseca et al., 2002). De facto, ao aumentar o volume da fase aquosa, a eficiência de encapsulação diminui, provavelmente devido ao menor tamanho das NPs neste caso, o que reduz a sua capacidade de carga de fármaco. Nos seus estudos, Seju et al (Seju et al., 2011) prepararam NPs de PLGA com olanzapina e variaram o rácio fase orgânica/fase aquosa (1:10, 2:10, 3:10, 4:10 e 5:10). A eficiência de encapsulação para um rácio de fase orgânica/aquosa de 1:10 foi de 68,32% e de 69,78% para um rácio de 2:10, ou seja, neste intervalo, este parâmetro não teve influência na eficiência de encapsulação. Ao aumentar ainda mais o volume da fase orgânica, a eficiência de encapsulamento caiu para menos de 55%.

4.1.7. Quantidade inicial de droga

A influência da *quantidade inicial de fármaco, como* variável que pode influenciar a eficácia do encapsulamento, foi estudada na maior parte da literatura disponível sobre a preparação de nanopartículas poliméricas carregadas com fármacos. Os resultados dos estudos de Chorny et al (Chorny et al., 2002) sobre nanopartículas de PLA nas quais encapsularam AG-1295, uma tirfostina de baixo peso molecular e altamente lipofílica, indicaram que a quantidade de fármaco não teve influência significativa na eficiência de encapsulação, ou seja, quando a quantidade inicial de substância ativa foi de 1 mg, a eficiência de encapsulação foi de 73%, enquanto quando a quantidade inicial foi de 2 e 3 mg, foi de 68 e 69%, respetivamente. Os resultados dos estudos de Ameller et al (Ameller et al., 2003), que utilizaram PLA50 com Mw 42 kDa, PLGA com Mw 75 kDa, PCL com Mw 40 kDa, PLA-PEG 45-5, PLA-PEG 45-20, PCL-PEG 40-5 e PLGA-PEG 45-5 como polímeros e RU58668 como componente ativo antiestrogénio, são semelhantes. Foram obtidos resultados semelhantes em termos de eficiência de encapsulação para todas as formulações, com ou sem PEG, em concentrações de fármaco que variam de 10 a 500 pM e com a mesma quantidade de polímero. A eficiência de encapsulação para todas as formulações foi superior a 94% e pode ser explicada pelas características físico-químicas do fármaco (substância altamente lipossolúvel). Noronha et al (Noronha etal., 2013), que prepararam NPs de PCL carregadas com a-tocoferol utilizando um método de nanoprecipitação, também não encontraram uma correlação significativa entre a quantidade de substância ativa adicionada e a eficiência de encapsulação. Os valores da eficiência de encapsulação para todas as formulações obtidas variaram entre 75,55 e 99,97%. Tam et al (Tamet al., 2016) investigaram a dependência da carga de fármaco e da eficiência de encapsulamento na relação inicial fármaco-polímero (1:5, 1:4, 1:3, 1:2 e 1:1) para NPs carregadas com doxorrubicina preparadas com PEG-b-PLA a uma concentração constante de fármaco e estabilizador. Embora a carga de fármaco tenha aumentado quase linearmente com a razão fármaco/polímero (1:5 para 1:1), a eficiência de encapsulação permaneceu inalterada independentemente das variações deste parâmetro (foi da ordem de cerca de 5-15%). Os autores afirmam que a encapsulação da doxorrubicina em NPs poliméricas é limitada pela sua solubilidade em água e não depende da quantidade de copolímero utilizado (Tam et al., 2016). Estudos realizados por Govender et al, Lince et al, Musumeci et al, Nehilla et al, Vega et al e Yordanov et al (Govender et al, 2000; Lince et al, 2011; Musumeci et al, 2006; Nehilla et al, 2008; Vega et al, 2006; Yordanov et al, 2012) mostraram que o aumento da quantidade inicial de fármaco aumenta a eficiência de encapsulação. Na preparação de NPs de copolímero PLA-PEG com cloridrato de procaína, Govender et al (Govender et al., 2000) explicaram os resultados da influência deste parâmetro na eficiência de encapsulação pelo facto de, com quantidades mais elevadas de fármaco, estarem disponíveis mais moléculas para incorporação nas partículas, o que melhora a eficiência de encapsulação. Em geral, a incorporação do fármaco nas NPs é limitada pela grande superfície livre e pela hidrofilicidade do fármaco, dois factores que contribuem para a fuga do fármaco para a fase aquosa durante o processo de nanoprecipitação. Musumeci et al (Musumeci et al., 2006), ao prepararem NPs de PLA e PLGA com docetaxel, aperceberam-se de que, ao aumentar a quantidade de docetaxel de 0,5 para 1%, a eficiência de encapsulação aumentava de 10-16% para 17-23%. No entanto, explicaram a baixa eficiência global de encapsulação pela elevada afinidade do docetaxel pelo solvente orgânico, o que facilitou a difusão do fármaco para fora da matriz polimérica (Musumeci et al., 2006). 10Nehilla et al (Nehilla et al., 2008) estudaram a influência da concentração inicial do fármaco na eficiência da encapsulação, preparando NPs de PLGA com CoQ incorporado. Verificaram que o aumento da quantidade de CoQ incorporada nas NPs de PLGA aumentava a eficiência da encapsulação. 10Verificaram que, ao aumentar a quantidade de CoQ de 1 para 10 mg, a eficiência de encapsulamento aumentou de 49 para 60%, enquanto a carga de fármaco aumentou de 1 para 19%. Os seus resultados relativos à eficiência de encapsulação estavam de acordo com os dados da literatura para fármacos hidrofóbicos (Fonseca et al., 2002; Hsu et al., 2003; Liu et al., 2005; Nehilla et al., 2008; Zeisser-Labouebe et al., 2006). A elevada carga de fármaco era esperada devido às interacções hidrofóbicas durante a nanoprecipitação, durante a qual as moléculas de CoQ10 estavam fortemente associadas às cadeias de PLGA, resultando numa baixa probabilidade de difusão da substância ativa para a fase aquosa (Choi et al., 2002). Por outro lado, estudos efectuados por Beck-Broichsitter et al. e Govender et al. (Beck-Broichsitter et al., 2010; Govender et al., 1999) indicaram que o aumento da quantidade inicial de fármaco diminuía a eficiência de encapsulação. Ao preparar NPs de PLGA 50:50 com cloridrato de procaína incorporado, Govender et al (Govender et al., 1999) variaram a quantidade de cloridrato de procaína de 1 a 10%. A eficiência de encapsulação variou de 14,5 a 6,3% e diminuiu à medida que a quantidade inicial de cloridrato de procaína utilizada na preparação aumentou. Em contraste com a eficiência da encapsulação, a quantidade de fármaco nas partículas aumentou de 0,2%

para 4,6%. O tamanho das partículas também aumentou. A baixa eficiência de encapsulamento deve-se provavelmente à elevada hidrofilicidade do fármaco, que é a causa da sua rápida partição na fase aquosa externa, bem como à pequena quantidade de fármaco que fica retida nas NPs durante a deposição do polímero. A grande área de superfície das nanopartículas também pode ser responsável pela perda do fármaco hidrofílico para a fase aquosa. Resultados semelhantes foram obtidos para o 5-fluorouracil por Niwa et al (Niwa et al., 1993) e para o acetato de nafarelina (Niwa et al., 1994). Os resultados obtidos por Beck-Broichsitter et al (Beck-Broichsitter et al., 2010), que prepararam NPs P(VS-VA)-g-PLGA com salbutamol, também apontam nesta direção. A quantidade de fármaco que pode ser encapsulada depende da solubilidade do fármaco e do polímero em acetona. A diminuição da eficiência de encapsulamento quando a quantidade de salbutamol é aumentada deve-se à menor solubilidade do complexo fármaco/polímero durante o processo de preparação. Este facto levou a uma diminuição da eficiência de encapsulação devido à chamada diminuição da solubilidade. A eficiência óptima de encapsulamento foi alcançada com uma concentração teórica de salbutamol de 5% (Rytting et al., 2010). A utilização da nanoprecipitação está geralmente limitada ao encapsulamento de substâncias activas lipossolúveis, a fim de evitar a fuga do fármaco para a fase aquosa durante o processo de preparação. O encapsulamento de fármacos hidrofílicos é uma tarefa difícil devido à baixa afinidade do fármaco pelo polímero e à curta distância de difusão do fármaco.

no exterior das partículas (Barichello et al., 1999). Por este motivo, foi registada uma fraca incorporação de fármacos hidrofílicos de baixo peso molecular, como o salbutamol, em partículas hidrofóbicas de polímero PLGA (Helle et al., 2008; Hyvonen et al., 2005). De facto, a eficácia do encapsulamento do salbutamol neste caso deve-se à incorporação do fármaco hidrofílico com o seu complexo eletrostático com o polímero. Existe também uma correlação entre o tamanho e a eficiência de encapsulação, pelo que as partículas mais pequenas têm uma maior eficiência de encapsulação. Isto pode ser explicado pelo facto de as partículas mais pequenas terem uma área de superfície total maior do que as partículas maiores e, por conseguinte, serem mais susceptíveis de adsorver mais moléculas de fármaco com carga positiva à superfície através de interacções electrostáticas.

Tabela 3. Variáveis que influenciam a eficiência de encapsulamento das nanopartículas preparadas por métodos baseados na nanoprecipitação

Variável	**Influência da variável estudada na eficácia do encapsulamento**
Tipo de polímero	• Tem uma influência : $PLA_{50}GA_{50}$ > PCL > $PLA_{85}GA_{15}$ > PLA_{100} (Leroueil-LeVerger et al., 1998) - PCL/PEG (Jeong et al., 2004) • Não tem qualquer influência : Copolímero PELA-PEG com um bloco PEG fixo (5 kDa) e um segmento PLA de tamanho variável entre 3 e 110 kDa (Govenderet al., 2000) PLA_{50} (42 kDa), PLGA (75 kDa), PCL (40 kDa), PLA-PEG 45-5, PLA-PEG 45-20, PCL-PEG 40-5 e PLGA-PEG 455 (Ameller et al., 2003).
Concentração de polímero	- Aumenta com o aumento do PLA (Chorny et al., 2002), PLGA 50:50 (Chacon et al., 1996; Seju et al., 2011), PCL (Molpeceres et al., 1996), PES (Guhagarkar et al., 2009)

Variável	Influência da variável estudada na eficácia do encapsulamento
Massa molar do polímero	• Não tem qualquer influência (Fonseca et al., 2002) • Diminui com o aumento (Bozkir e Saka, 2005); Musumeci et al., 2006)
Relação L/G na PLGA	- Não tem qualquer influência (Fonseca et al., 2002)
Tipo de tensioativo	Tem influência (Bozkir e Saka, 2005; Guhagarkar et al., 2009; Jain et al., 2011) • Não tem qualquer influência (Shenoy e Amiji, 2005)
Concentração de surfactante	Aumenta com o crescimento (Chorny et al., 2002; Paul et al., 1997; Vega et al., 2006) Diminui com o aumento (Guhagarkar et al., 2009; Molpeceres et al., 1996) • Não tem influência (Jain et al., 2011; Lince et al., 2011)
Tipo de solvente	- Tem uma influência (Chorny et al., 2002; Guhagarkar et al...), 2009 ; Jeong et al., 2004)
pH da fase aquosa	• Aumenta com o crescimento (Govender et al., 1999); Yordanov et al., 2012) • Diminui com o aumento (Vega et al., 2006)
Relação entre a fase aquosa e a fase orgânica	Diminui com o aumento (Chorny et al., 2002; Fonsecaet al., 2002) • Não tem qualquer influência (Seju et al., 2011)
Rácio entre a fase orgânica e a fase aquosa	- Diminui com o aumento (Guhagarkar et al., 2009)
Taxa de evaporação	- Não tem qualquer influência (Chorny et al., 2002)

Tipo de substância ativa	- Tem uma influência - aumenta em proporção à droga lipofilicidade (Noronha et al., 2013)
Variável	**Influência da variável estudada na eficácia do encapsulamento**
Quantidade de substância ativa	Aumenta com um aumento (Govender et al., 2000; Lince et al., 2011; Musumeci et al., 2006; Nehilla et al., 2008; Vegaet al., 2006; Yordanov et al., 2012) Não tem qualquer influência (Ameller et al., 2003; Chorny et al., 2002) Diminui com o aumento (Beck-Broichsitter et al., 2010; Govender et al., 1999) A dependência existe, mas não é diretamente proporcional (Jainet al., 2011).
Rácio fármaco/polímero	- Sem influência (Sahle et al., 2016; Tam et al., 2016)
Método de preparação	- tem influência (Jeong et al., 2004)
Ordem de adição de fases	- Tem uma maior influência quando a fase aquosa é injectada na fase orgânica do que vice-versa (Sahle et al., 2016).
Tamanho da abertura da agulha	• Não tem qualquer influência (Chacon et al., 1996) • Aumenta com o crescimento (Molpeceres et al., 1996)

4.2. Métodos baseados na emulsificação

O quadro 4 apresenta uma panorâmica sistemática dos dados bibliográficos disponíveis relativos às variáveis mais frequentemente estudadas do ponto de vista da eficiência de encapsulação das NPs preparadas por métodos baseados na emulsificação. Pode concluir-se deste quadro que a eficiência de encapsulação das NPs preparadas por estes métodos depende de múltiplos factores, os mais importantes dos quais são provavelmente o tipo e a quantidade de polímero utilizado, a concentração do tensioativo e a quantidade inicial de substância ativa.

4.2.1. Tipo de polímero

A influência do *tipo de polímero* na eficiência de encapsulação de NPs preparadas por métodos de emulsão foi estudada por vários autores. Todos os resultados indicam uma influência do tipo de polímero na eficiência de encapsulação, com exceção dos resultados obtidos nos estudos de Shin et al (Shin et al., 2010), que prepararam nanopartículas de PLGA e PEG-PLGA com tacrolimus. Os resultados do seu estudo indicam que o tipo de polímero não tem influência significativa na eficiência de encapsulação, ou seja, em ambos os casos a eficiência de encapsulação situou-se entre 50 e 60%, dependendo da influência das outras variáveis da formulação. Por outro lado, Ahlin et al (Ahlin et al., 2002) prepararam NPs de PLGA e PMMA com enalaprilato. A eficiência de encapsulação das nanopartículas de PMMA foi de 24,5% (70 mg de enalaprilato/g de nanopartículas), enquanto que para as nanopartículas de PLGA este valor foi de 46,4% (130 mg de enalaprilato/g de nanopartículas). Pinon-Segundo et al (Pinon-Segundo et al., 2005) prepararam NPs de PLGA, PLA e CAP com triclosan. A eficiência de encapsulação das formulações à base de PLGA foi de 63,88-85,12%, com um teor de fármaco de 0,84-23,75%; o seu valor para as formulações à base de PLA foi de 79,52-89,4%, com um teor de fármaco de 1,06-7,03%; enquanto a eficiência de encapsulação das NPs de CAP foi de 82,28-89,21%, com um teor de fármaco de 0,98-7,92%. Essa et al (Essa et al., 2011) prepararam nanopartículas de PEG-g-PLA com rodamina. Estudaram a influência da densidade do enxerto de PEG (1, 7 e 20% mol/mol de monómero de LA) nas propriedades físico-químicas e biológicas das NPs. As partículas contendo rodamina foram preparadas com uma mistura 1:1 de PLA e PEG-g-PLA. A eficiência de encapsulação variou entre 10 e 68%, dependendo do tipo de polímero. Os polímeros de enxerto PEGylated tiveram uma maior eficiência de encapsulamento do que o homopolímero PLA. Ao aumentar a densidade de enxerto, a eficiência de encapsulamento aumentou. Isto deve-se provavelmente ao aumento dos efeitos estéricos das cadeias de PEG mais móveis na superfície das NPs PEGiladas, que impedem a difusão prematura da rodamina para a fase aquosa externa durante a solidificação da NP. Por outro lado, Mittal et al (Mittal et al., 2007) prepararam nanopartículas de PLGA com estradiol. Estudaram a influência da massa molar do polímero e a composição do copolímero nas propriedades físico-químicas e biofarmacêuticas das nanopartículas. A eficiência de encapsulação dependeu do tipo de polímero e foi de 34,57% para as NPs de PLGA 50/50, 60,1% para as NPs de PLGA 65/35 e 60,17% para as NPs de PLGA 85/15. Isto deve-se provavelmente ao facto de que, ao aumentar o teor de lactido no PLGA, a hidrofobicidade também aumenta. À medida que a hidrofobicidade do copolímero aumenta, a solubilidade da fase sólida do fármaco hidrofílico no polímero provavelmente também aumenta, levando a um aumento da eficiência da encapsulação, mas apenas numa proporção de 50/50. Ao aumentar ainda mais a porção de lactídeo, como no caso do PLGA 85/15, não se observou qualquer alteração na eficiência de encapsulação, o que se deve provavelmente à influência limitadora da quantidade de fármaco inicialmente adicionada. No entanto, são necessários mais estudos, bem como uma comparação com o PLA isolado. Com o aumento do Mw, a eficiência de encapsulamento diminuiu na seguinte ordem: Mw 14.500 (51,34%) > Mw 45.000 (43,57%) > Mw 85.000 (34,57%). Em seguida, ao aumentar o Mw, a eficiência do encapsulamento aumentou, como no caso de Mw 137.000 - 50,19% e Mw 213.000 - 67,82%. Yousry et al (Yousryet al., 2017), que prepararam NPs carregadas com vancomicina em PLGA e PCL, investigaram a influência do tipo de polímero e da relação polímero:Eudragit RS 100 na eficiência da encapsulação.

Quando PLGA e PCL foram utilizados como polímeros únicos, foram observados valores mais altos de eficiência de encapsulação para PLGA (de 32,45 ± 13,51 a 51,61 ± 1,82%), do que para PCL (de 15,89 ± 7,49 a 50,69 ± 12,88%), devido à eficiência de encapsulação da vancomicina.

elevada hidrofobicidade. No entanto, a adição de Eudragit RS 100 à formulação (rácios de polímero:Eudragit RS 100 75:25, 50:50 e 25:75) resultou num aumento significativo da eficiência de encapsulação de ambas as formulações de polímero. A eficiência de encapsulação das partículas de PLGA:Eudragit RS 100 variou de 50,30 ± 8,91 a 80,52 ± 6,92% e seus valores para PCL:Eudragit RS 100 variaram de 55,15 ± 11,91 a 88,43 ± 0,33%. O fármaco Eudragit RS 100

Sugeriu-se que as interacções são de natureza eletrostática, ou seja, a porção carboxilo do fármaco interage com os grupos de amónio quaternário positivamente carregados do polímero, reduzindo assim a fuga do fármaco para o ambiente externo e melhorando a eficiência da encapsulação (Dillen et al., 2006; Yousry et al., 2017). Os autores explicaram a menor eficiência de encapsulação no caso do PLGA pela possível difusão e fuga do fármaco devido à interação mais fraca da vancomicina com o Eudragit RS 100, cujos grupos de amónio quaternário são parcialmente consumidos pelas cadeias ácidas do PLGA. Badran et al (Badran et al., 2017), no caso de NPs de PLGA e PCL carregadas com 5-fluorouracil e revestidas com quitosana, observaram que a adição de quitosana às formulações resultou num aumento da eficiência de encapsulação de 31,69 ± 2,24 para 44,05 ± 3,98% para PLGA e de 37,78 ± 1,65 para 51,16 ± 2,77% para formulações à base de PCL. Isto foi atribuído às cargas favoráveis do quitosano e do 5-fluorouracilo nas condições de preparação, que permitem a interação eletrostática entre os dois e a adsorção de algum 5-fluorouracilo na superfície das NPs (Badran et al., 2017; Wang et al.,2013).

4.2.2. Concentração de polímero

A influência da *concentração do polímero foi* investigada por Byun et al (Byun et al., 2011), que prepararam NPs de PCL com a-tocoferol. Assim, foram utilizadas duas concentrações de PCL - 3 g/100 ml e 5 g/100 ml. Os resultados indicaram que uma maior concentração de polímero levou a uma maior eficiência de encapsulação. De facto, segundo os autores, ao aumentar a concentração de polímero na fase orgânica, a viscosidade da solução também aumenta, o que reduz a difusão do tocoferol na fase aquosa e conduz a uma maior eficiência de encapsulação. Khoee et al (Khoee et al., 2012) prepararam PBA terminado em hidroxilo com cisplatina. Ao aumentar a concentração do polímero, o tamanho e a eficiência de encapsulação aumentaram. A uma concentração de polímero de 0,78%, a eficiência de encapsulamento foi de 54,6%, enquanto a uma concentração de 1,6, 2,3 e 3,12%, a eficiência de encapsulamento foi de 62,4, 75,6 e 78,1%, respetivamente. Este aumento da eficiência de encapsulamento com o aumento da quantidade de polímero deve-se provavelmente ao aumento da viscosidade, sendo a solução de polímero mais viscosa mais difícil de quebrar em gotículas mais pequenas à mesma velocidade de agitação. Por conseguinte, ao aumentar o diâmetro das partículas, a eficiência do encapsulamento também aumenta. Singh et al (Singh etal., 2017), que prepararam NPs à base de HA-g-ECL carregadas com lamivudina, concluíram que quantidades maiores de copolímero (300 mg) adicionadas à formulação resultaram na maior eficiência de encapsulação do fármaco (44,93 ± 1,07 a 47,77 ± 0,10%). Eles relataram que o aumento das quantidades de copolímero na emulsão aumentou a viscosidade da fase orgânica, permitindo um melhor aprisionamento da lamivudina durante a emulsificação (Jadhav et al., 2009; Singh et al., 2017). Além disso, mais fármaco foi sugerido devido à afinidade entre o fármaco solúvel em água e o componente copolímero hidrofílico, o que reduziu a migração do fármaco para a fase externa (Dhakar, 2012; Singh et al., 2017). Resultados semelhantes foram obtidos por Patel et al. (Patel et al., 2015), no caso de NPs de quitosano e Eudragit S 100 carregadas com genisteína. A eficiência de encapsulação do fármaco variou de 52,24 ± 1,34 a 80,26 ± 0,68% e valores mais altos foram observados para formulações com concentrações mais altas de quitosana. Mais uma vez, este facto pode ser explicado pelo aumento da viscosidade da solução polimérica, que favoreceu o aprisionamento do fármaco no núcleo da NP. A eficiência de encapsulação do docetaxel em NPs de PHBHV preparadas por Vardhan et al

(Vardhan et al., 2017) situou-se no intervalo de 30-44% e foi melhorada quando foram utilizadas concentrações mais elevadas de polímero na sua preparação, uma vez que estava disponível mais polímero para encapsular o fármaco.

4.2.3. Tipo e concentração do tensioativo

O *tipo de surfactante* e *a* sua *concentração* também têm influência na eficiência de encapsulação das NPs preparadas por métodos de emulsão. Estudos realizados por Sahana et al (Sahana et al., 2008) mostram que o tipo de tensioativo tem influência, enquanto a sua concentração não tem influência na eficiência de encapsulação. Prepararam NPs de PLGA (50:50) com estradiol por emulsão-difusão-evaporação, utilizando DMAB e PVA como tensioactivos. Foi obtida uma maior eficiência de encapsulação quando o PVA foi utilizado como tensioativo em comparação com o DMAB, o que se deve provavelmente à menor solubilidade do estradiol em 1% de PVA em comparação com 1% de DMAB. Para além das propriedades físicas do solvente, a solubilidade do fármaco na fase externa também desempenha um papel importante na determinação da eficiência de encapsulação das NPs preparadas por métodos baseados em emulsões. $_{10}$Swarnakar et al (Swarnakar et al., 2011) prepararam NPs de PLGA com CoQ . Estudaram a influência do tipo e da concentração do estabilizador (DMAB, PVA e poloxâmero 188), da taxa de homogeneização e da concentração de CoQIO nas propriedades físico-químicas das NPs. O tipo e a concentração do estabilizador não tiveram influência na eficiência da encapsulação. Em todos os casos - DMAB (1, 0,5 e 0,25%), PVA (2%) e poloxâmero 188 (2%) - a eficiência de encapsulação foi de cerca de 90%. Ao aumentar a velocidade de homogeneização, a eficiência de encapsulação diminuiu na seguinte ordem: 10.000 rpm (93,31%) > 15.000 rpm (92,73%) > 20.000 rpm (84,2%). Resultados semelhantes foram relatados por Ahlin et al (Ahlin et al., 2002) que, para a preparação de NPs de PLGA e PMMA com enalaprilato, utilizaram PVA como surfactante em diferentes concentrações (10 e 20%). As NPs de PMMA com 10 e 20% de PVA e 7% de fármaco inicialmente adicionado tiveram uma eficiência de encapsulação de 24,5% (70 mg de enalaprilato/g de NPs), enquanto a eficiência de encapsulação para partículas com

20% de PVA e 13,2% de fármaco inicialmente adicionado foi de 46,4% (130 mg de enalaprilato/g de NPs). Os resultados dos estudos de Khoee et al (Khoee et al., 2012) indicam que, ao aumentar a quantidade de surfactante, a eficiência de encapsulação aumenta. Nomeadamente, como estabilizador, utilizaram glicerol de 25 a 75% e a eficiência de encapsulação aumentou de 61,2 para 65,12%. O aumento da eficiência de encapsulação deve-se provavelmente ao aumento da viscosidade da fase externa, que reduziu a expulsão do fármaco da fase interna. Resultados semelhantes foram registados por Hariharan et al (Hariharan et al, 2006), que prepararam NPs de PLGA (50:50) com estradiol, utilizando DMAB e PVA como estabilizadores. Quando o DMAB foi utilizado como surfactante, foram utilizadas 4 concentrações diferentes - 0,5, 1, 2 e 3%. Os resultados da eficiência de encapsulamento indicaram que a eficiência de encapsulamento aumentou com a concentração de DMAB. Para as NPs preparadas com 0,5% de DMAB, a eficiência de encapsulação foi de 61,85%, para as preparadas com 1%, foi de 66,77%, enquanto para as preparadas com 3% de DMAB, foi de 72,16%. Najlah et al. (Najlah et al., 2017) observaram que o aumento da carga de PVA nas formulações diminuiu significativamente a eficiência de encapsulação das NPs de PLGA carregadas com dissulfiram (a eficiência de encapsulação foi de 89,6, 77,6 e 70,9% para uma carga de PVA de 2, 4 e 8%, respetivamente). Além disso, quando se utilizou um PLA de peso molecular mais elevado, observou-se o mesmo fenómeno (a eficiência de encapsulação foi de 82,9% para PVA de 10 kDa, 77,6% para PVA de 75 kDa e 69,5% para PVA de 120 kDa). Isso está relacionado à redução do tamanho da NP causada pelo aumento de ambos os parâmetros, o que diminui a capacidade das partículas de encapsular maiores quantidades de medicamento (Halayqa e Domanska, 2014; Najlah et al., 2017). Além disso, os autores afirmaram que o aumento da carga de PVA aumenta a concentração de PVA residual, o que limita ainda mais a encapsulação do fármaco em PLGA, ligando-se a ele (Feng e Huang, 2001; Najlah et al., 2017; Sahoo et al.,2002). Pelo contrário, Vardhan et al. (Vardhan et al., 2017), ao optimizarem as NPs de PHBHV carregadas com docetaxel preparadas com 1, 2,5 e 4% de PVA como estabilizador, concluíram que não existia uma correlação significativa entre a concentração de surfactante e a eficiência de encapsulação do fármaco.

4.2.4. Tipo de solvente orgânico

A influência do *tipo de solvente orgânico* na eficiência da encapsulação foi estudada por Byun et al. e Sahana et al. (Byun et al., 2011; Sahana et al., 2008). Sahana et al. (Sahana et al., 2008), ao prepararem NPs de PLGA (50:50) com estradiol por um método de emulsão-difusão-evaporação, utilizaram acetato de etilo, clorofórmio, diclorometano e acetona, separadamente ou em mistura, como fase orgânica. No caso da acetona, para permitir a emulsificação, a água foi saturada com glucose. Tal como acontece com o tamanho das partículas, a eficiência do encapsulamento depende significativamente das propriedades físicas do solvente. A eficiência de encapsulação quando se utiliza acetato de etilo e DMAB foi de 52,9%. Embora o acetato de etilo tenha uma solubilidade máxima em água, tem uma baixa pressão de vapor, o que pode ser a razão para a lenta precipitação do polímero, resultando numa eficiência de encapsulamento moderada. Foram utilizadas diferentes combinações de diclorometano e acetato de etilo para obter uma eficiência de encapsulação moderada a elevada, dependendo da quantidade de acetato de etilo. A solubilidade do diclorometano em água é muito baixa, mas a sua pressão de vapor é elevada, pelo que se difunde muito rapidamente na água e se evapora, levando a uma rápida precipitação do polímero. Por conseguinte, as moléculas do fármaco não têm tempo suficiente para se distribuírem na fase aquosa, o que conduz a uma elevada eficiência de encapsulamento, que aumenta com a quantidade de diclorometano. A mistura de clorofórmio e acetato de etilo (50:50) teve uma eficiência de encapsulação de 12,7%, o que se deve provavelmente à baixa hidrofilicidade e à elevada viscosidade do clorofórmio. Diferentes proporções de acetona para acetato de etilo resultaram numa baixa eficiência de encapsulação, apesar da menor viscosidade e da completa miscibilidade da acetona em água. É possível que a viscosidade da fase aquosa externa seja mais elevada devido à presença de glucose, o que poderia explicar a difusão mais lenta do solvente para a fase externa, conduzindo a uma precipitação lenta e, em última análise, a uma menor eficiência de encapsulação. Os autores referem que a eficiência de encapsulação das NPs depende de vários factores: a) baixa solubilidade do fármaco na fase aquosa, b) rápida precipitação/endurecimento do polímero na fase orgânica, que depende da sua solubilidade na fase aquosa, da sua elevada pressão de vapor e da baixa viscosidade da fase interna e c) solubilidade do fármaco no polímero no estado sólido. Por outro lado, estudos efectuados por Byun et al (Byun et al., 2011) demonstraram que o tipo de solvente orgânico tem influência na eficiência da encapsulação, mas não no conteúdo do fármaco. Ao preparar NPs de PCL com a-tocoferol, utilizaram diclorometano e uma mistura de diclorometano:ACN = 50:50 como solventes orgânicos. As NPs preparadas com diclorometano como solvente orgânico tiveram uma eficiência de encapsulação mais elevada do que as preparadas com uma mistura de diclorometano:ACN, ou seja, 80 e 60%, respetivamente. Relativamente ao teor de fármaco, expresso em termos de quantidade por polímero, não se registaram diferenças entre os dois solventes. Os autores estudaram também a influência do *tempo de ultra-sons* na eficiência do encapsulamento. Ao aumentar o tempo de ultra-sons de 1 para 3 minutos, a eficiência de encapsulação diminuiu, provavelmente devido à redução do diâmetro das partículas.

4.2.5. Quantidade inicial de droga

Para além da influência do tipo de polímero e da concentração de tensioativo, a maior quantidade de dados da literatura diz também respeito ao estudo da influência da *quantidade inicial de fármaco* na eficácia da encapsulação. Nos estudos de Hariharan et al (Hariharan et al., 2006), a quantidade inicial teórica de fármaco (estradiol) variou de 5 a 20%. Utilizando DMAB como tensioativo, ao aumentar a quantidade de fármaco, a eficiência de encapsulação aumentou de 57,79 para 72,26%. Foram feitas observações semelhantes quando o PVA foi utilizado como tensioativo - ao aumentar a quantidade inicial de fármaco, a eficiência de encapsulação aumentou de 46,22 para 62,24%. Quando o triclosan foi incorporado em NPs de PLGA, PLA e CAP, a concentração do fármaco variou entre 0 e 33,33% (Pinon-Segundo et al., 2005). A eficiência de encapsulação aumentou com a quantidade de fármaco inicialmente adicionada - o seu valor para as nanopartículas de PLGA foi de 63,88-85,12%, ou seja, o teor de fármaco foi de 0,84-23,75%; para as nanopartículas de PLA, foi de 79,52-89,4%, com um teor de fármaco de 1,06-7,03%; enquanto que para as partículas de CAP, foi de 82,28-89,21%, com um teor de fármaco de 0,98-7,92%. 10Por outro lado, Swarnakar et al (Swarnakar et al., 2011), ao incorporarem CoQ em NPs de PLGA, variaram a concentração inicial de CoQ10 (5, 10, 15 e 20%) e verificaram que a eficiência de encapsulação das formulações preparadas não aumentou (75-80%), exceto para a formulação com uma quantidade inicial de CoQ10 DE 20% (90%). A quantidade inicial de fármaco e a sua influência na eficiência de encapsulação também foi estudada por Khoee et al (Khoee et al., 2012). Eles variaram a quantidade de fármaco na fase interna (0,08, 0,16 e 0,32 mg) e na fase externa (0, 5 e 10%). Ao aumentar a concentração de fármaco, a eficiência de encapsulação aumentou - de 62,4 para 84,7% quando a quantidade de substância ativa na fase interna foi aumentada e de 62,4 para 74,5% quando a quantidade de substância ativa na fase externa foi aumentada. Para além dos parâmetros já referidos, estes autores estudaram também a influência do *método de remoção do solvente, da potência de sonicação, do volume da fase oleosa* e do *volume da fase externa* na eficiência de encapsulação. As partículas foram preparadas por evaporação sob pressão atmosférica com e sem agitação e por evaporação sob pressão reduzida. A eficiência de encapsulamento foi maior quando o solvente orgânico foi removido sob pressão reduzida (62,4%), em comparação com 54 e 57,5% quando o solvente orgânico foi removido sob pressão atmosférica com e sem agitação. O aumento da potência de sonicação deve resultar em partículas mais pequenas com maior eficiência de encapsulamento. Ao aumentar a potência de sonicação de 30 para 65 W, o tamanho diminuiu de 477 para 119 nm, enquanto a eficiência de encapsulamento diminuiu de 90 para 62,4%. Ao aumentar o volume da fase oleosa, a eficiência de encapsulamento diminuiu - quando o volume da fase oleosa era de 0,8 ml, a eficiência de encapsulamento era de 75%, enquanto que quando o volume da fase oleosa era de 1,6 e 2,4 ml, a eficiência de encapsulamento era de 62,4 e 53%, respetivamente. Para além disso, o volume da fase externa teve influência na eficiência de encapsulação, uma vez que o seu aumento levou a um aumento da eficiência de encapsulação. Quando o volume da fase externa era de 2,5 ml, a eficiência de encapsulação era de 56%, enquanto que quando o volume da fase externa era de 5 ml e 10 ml, a eficiência de encapsulação era de 62,4% e 66,4%, respetivamente. Os autores observaram que tal se devia provavelmente à passagem mais rápida do diclorometano através da fase externa, resultando numa maior eficiência de encapsulamento.

Tabela 4. Variáveis que influenciam a eficiência de encapsulação de NPs preparadas por métodos baseados em emulsificação

Variável	**Influência da variável estudada na eficácia do encapsulamento**
Tipo de polímero	• Tem uma influência (Ahlin et al., 2002; Essa et al., 2011); Mittal et al., 2007 ; Pinon-Segundo et aL, 2005) • Não tem qualquer influência (Shin et al., 2010)
Massa molar do polímero	- Aumenta com um aumento, seguido de uma diminuição (Mittal et al., 2007)
Concentração de polímero	- Aumenta com um aumento (Byun et al., 2011; Khoee et al., 2012)
Rácio de polímero:Eudragit RS 100	- Aumenta com uma diminuição (Y ousry et al., 2017)
Tipo de tensioativo	• Tem influência (Sahana et al., 2008) • Não tem qualquer influência (Swarnakar et al., 2011)
Quantidade de tensioativo	Aumenta com um aumento (Hariharan et al., 2006; Khoeeet al., 2012) Não tem influência (Ahlin et al., 2002; Hariharan et al., 2006; Swarnakar et al., 2011) • Tem influência (Shin et al., 2010) • Diminui com um aumento (Najlah et al., 2017)
Massa molecular do tensioativo	- Diminui com o aumento (Najlah et al., 2017)

Quantidade de medicamentos	- Aumenta com o crescimento (Hariharan et al., 2006; Khoee et al, 2012 ; Pinon-Segundo et al, 2005 ; Swarnakar et al,2011)
Tipo de solvente orgânico	- tem influência (Byun et al., 2011; Sahana et al., 2008)
Quantidade de solvente	- Ligeira diminuição com um aumento (Singh et al., 2017)
Volume da fase oleosa	- Diminui com o aumento (Khoee et al., 2012)
Variável	**Influência da variável estudada na eficácia do encapsulamento**
Volume da fase externa	- Aumenta com o crescimento (Khoee et al., 2012)
Método de eliminação de solventes orgânicos	- Tem influência (Khoee et al., 2012)
Velocidade de homogeneização	- Diminui com o aumento (Swarnakar et al., 2011)
Tempo de ultrassom	• Diminui com o aumento (Byun et al., 2011) • Não tem qualquer influência (Yousry et al., 2017)
Potência de sonicação	- Diminui com o aumento (Khoee et al., 2012)

5. Velocidade de dissolução da substância ativa - factores que influenciam

5.1. Métodos baseados na nanoprecipitação

É muito importante compreender o mecanismo de libertação de substâncias activas nos casos em que a probabilidade de *variabilidade in vitro/in vivo é elevada.* As variáveis da formulação e do processo podem influenciar não só as características físico-químicas, mas também as características biofarmacêuticas dos sistemas de libertação controlada e orientada. A realização adequada de ensaios de dissolução *in vitro* é de grande importância na caraterização destes sistemas, devido à sua importância para o estudo e a compreensão do mecanismo de libertação da substância ativa de uma determinada formulação farmacêutica ou forma de dosagem. Uma revisão da literatura disponível mostra que muitos factores podem influenciar o perfil de dissolução dos sistemas nanoparticulados. Uma análise da literatura sobre o efeito de diferentes variáveis na dissolução de NPs preparadas por métodos baseados na nanoprecipitação (Quadro 5) leva à seguinte conclusão geral: o perfil de dissolução é influenciado principalmente pelo tipo de polímero e pela sua concentração, pelo tipo e pela concentração do tensioativo utilizado, pela natureza e pela quantidade de substância ativa incorporada, bem como pelo tipo de fase orgânica, pela taxa de evaporação e pelo tamanho das NPs.

5.1.1. Tipo de polímero e concentração

A influência do *tipo e* da *concentração do polímero* na taxa de dissolução de substâncias activas foi observada em numerosos estudos. 85155050Leroueil-Le Verger et al (Leroueil-Le Verger et al., 1998) monitorizaram a dissolução da isradipina em meios a pH 1,3 e 6,8 a partir de NPs destinadas a administração oral preparadas a partir de PLA100, PLA GA , PLA GA e PCL. Em todas as formulações, foi observado um perfil de dissolução bifásico semelhante, com cerca de 40% da substância ativa libertada durante as primeiras 14 horas e cerca de 50% durante 24 horas. Após 72 horas, em meio a pH 1,3, 60% da substância ativa foi libertada das nanopartículas PLA50GA50, 80% das nanopartículas PLA85GA15 e 85% das nanopartículas PLA100. Em meio com pH 6,8, a percentagem de isradipina libertada após 72 horas foi de 100% para as nanopartículas de PLA85GA15 e PLA100 e de 90% para as nanopartículas de PLA50GA50. A taxa de dissolução do fármaco foi determinada pelo coeficiente de partição do fármaco entre a fase polimérica e o meio aquoso no saco de diálise e pela difusão do fármaco através da membrana para o meio de dissolução. Fonseca et al (Fonseca et al., 2002) monitorizaram a libertação de paclitaxel a partir de NPs preparadas a partir de PLGA 50/50 com Mw 14.500 em PBS a pH 7,4 após suspensão direta das NPs no meio de dissolução, ou seja, sem membrana. Durante as primeiras 24 horas, as NPs apresentaram uma libertação inicial de cerca de 60% do fármaco, seguida de uma segunda fase de libertação lenta e controlada, ou seja, uma libertação de cerca de 80% da quantidade total de paclitaxel em 216 horas. A libertação inicial (explosão) deve-se à dissolução e difusão do paclitaxel que está mal incorporado na matriz polimérica, enquanto a libertação lenta se deve ao paclitaxel incorporado no núcleo. A libertação observada neste estudo é semelhante à dissolução do paclitaxel noutros estudos que envolveram sistemas PLGA (Giannavola et al., 2003). Ameller et al (Ameller et al., 2003) incorporaram o antiestrogénio RU58668 em nanopartículas preparadas a partir dos seguintes polímeros: PLA50 (Mw 42 kDa), PLGA (Mw 75 kDa), PCL (Mw 40 kDa), PLA-PEG 45-5, PLA-PEG 45-20, PCL-PEG 40-5 e PLGA-PEG 45-5. A dissolução foi efectuada em PBS com 10% de BSA. Os resultados da dissolução indicaram uma libertação inicial rápida: 55% para a amostra de controlo de antiestrogénio, 48% para as NPs PEG/PLGA, 40% PEG/PLA, 30% PEG/PCL (PCL < PLA < PLGA). Após a libertação inicial, a percentagem de fármaco libertado diminuiu. Este facto pode ser explicado pela reunião do fármaco com pequenas moléculas de lipoproteínas (ou seja, formação de complexos com proteínas séricas) e pela formação de agregados insolúveis do fármaco (condições de não libertação). Wang e Tan (Wang e Tan, 2016), que prepararam NPs PEG/PLLA carregadas com hidroxicamptotecina, descobriram que o comportamento de libertação das formulações era dependente da composição. Resumidamente, eles usaram um método de diálise, no qual as NPs carregadas de drogas foram primeiro adicionadas a uma solução de PBS em pH fisiológico (7,4) e, em seguida, o meio foi sonicado para obter uma suspensão clara. Esta suspensão foi então adicionada a um saco de diálise, imersa em PBS e Tween 80 e incubada a 37°C, mantendo as condições de evaporação. Foi observada uma ligeira libertação inicial para todas as amostras, seguida de um perfil de libertação sustentada durante mais de 96 horas. A taxa de dissolução diminuiu à medida que a quantidade de componente hidrofóbico que forma o núcleo das formulações aumentou (PEG/PLLA30 < PEG/PLLA25 < PEG/PLLA20 < PEG/PLLA15). Por exemplo, a quantidade de fármaco libertado nas primeiras 24 horas foi de ~25, ~30, ~35 e ~40%, respetivamente, para as formulações acima referidas. Este fenómeno tem sido explicado pela forte interação entre o fármaco hidrofóbico e o núcleo hidrofóbico, que retarda a libertação do fármaco das NPs (Suttonet al., 2007; Tran et al., 2014; Wang e Tan, 2016). Bozkir e Saka (Bozkir e Saka, 2005) monitorizaram a dissolução de 5-fluorouracil a partir de NPs PLGA 74/26 e 73/27. A dissolução foi caracterizada por uma libertação inicial rápida de 20-35% na primeira hora, 35-55% em 24 horas e 75-85% após 6 dias. A libertação inicial do fármaco deveu-se provavelmente à quantidade de 5-fluorouracilo na superfície da partícula, enquanto a libertação sustentada após 6 dias se deveu à quantidade restante de 5-fluorouracilo incorporada na matriz da partícula. O perfil de dissolução foi caracterizado utilizando a cinética de libertação do fármaco de ordem zero, de primeira ordem, de Higuchi e de Hopfenberg. Dados os valores das constantes do modelo cinético de libertação de Higuchi, pode concluir-se que as partículas tinham uma estrutura matricial e que a libertação resultava de uma combinação de erosão e difusão do sistema. Chorny et al (Chorny et al., 2002) monitorizaram a dissolução de tirfostina (AG-1295), um composto altamente lipofílico e de baixo peso molecular, a partir de nanopartículas de PLA. A utilização de quantidades mais pequenas de PLA na preparação das partículas resultou em partículas mais pequenas que se dissolveram mais rapidamente. Este facto pode ser explicado por um aumento adequado da área de superfície total das NPs, o que faz com que uma grande proporção do fármaco seja exposta ao meio de dissolução.

5.1.2. Tipo e concentração do tensioativo

Chorny et al (Chorny et al., 2002) também estudaram a influência do *tipo e* da *concentração do tensioativo* na taxa de dissolução do fármaco a partir das NPs. A incorporação do poloxâmero 188 hidrofílico na fase orgânica e depois na matriz das nanopartículas atenuou a libertação do fármaco, acompanhada de um ligeiro aumento do tamanho das partículas. A libertação mais rápida neste caso deve-se provavelmente à porosidade da estrutura da matriz polimérica. Quando o poloxâmero 188 foi adicionado após a mistura das fases, as partículas apresentaram uma libertação mais lenta. Isto pode dever-se à ausência de moléculas de tensioactivos que estão incorporadas na matriz polimérica e que poderiam contribuir para a solubilização do fármaco e facilitar a sua transição para o ambiente circundante. O tipo e a concentração do tensioativo também foram estudados por Bozkir e Saka e Vega et al. (Bozkir e Saka, 2005; Vega et al., 2006). Por exemplo, a libertação de 5-fluorouracilo a partir de nanopartículas preparadas com poloxâmero 188 como tensioativo foi mais rápida do que a partir de partículas de poloxâmero 407 (Bozkir e Saka, 2005). Estudos efectuados por Vega et al (Vega et al., 2006) mostraram que a concentração de tensioativo não teve influência na dissolução do fármaco. Monitorizaram a dissolução do flurbiprofeno em NPs PLGA 75/25 preparadas com diferentes quantidades de poloxâmero 188, em PBS 0,1 M a pH 7,4. As nanopartículas apresentaram uma libertação bifásica, caracterizada por uma libertação rápida seguida de uma libertação mais lenta e controlada, com 100% do fármaco libertado no espaço de 10 horas. A libertação rápida deveu-se muito provavelmente à fração de fármaco adsorvida ou fracamente ligada à superfície da partícula. Após a libertação inicial, seguiu-se uma libertação retardada. O fármaco uniformemente distribuído/dissolvido na matriz foi libertado por difusão ou erosão da matriz. Se a difusão for mais rápida do que a degradação, o mecanismo de dissolução baseia-se principalmente na difusão. A baixa massa molar do flurbiprofeno (244,25 Da) também contribui para este facto. Como mencionado anteriormente, a quantidade de tensioativo não influenciou a taxa de dissolução. Isto pode ser explicado pela probabilidade de dessorção do tensioativo das NPs durante a sua diluição no meio de dissolução, confirmada pela determinação do tamanho das partículas antes e depois da dispersão em PBS, onde foi observada uma diminuição de 10-30% no diâmetro. Este facto foi também confirmado pela preparação de NP sem tensioativo, sem alteração do tamanho das NP antes e depois da diluição no meio de dissolução.

5.1.3. Natureza e quantidade da substância ativa

A influência da *natureza* e da *quantidade da substância ativa incorporada* na sua libertação a partir de sistemas nanoparticulados foi estudada por Chorny et al, Govender et al, Guhagarkar et al, Leroueil-Le Verger et al, Lince e Shenoy e Amiji (Chorny et al, 2002; Govender et al, 1999; Guhagarkar et al, Leroueil-Le Verger et al, Lince et al. e Shenoy e Amiji (Chorny et al., 2002; Govender et al., 1999; Guhagarkar et al., 2009; Leroueil-Le Verger et al., 1998; Lince et al., 2011; Shenoy e Amiji, 2005). O estudo de Leroueil-Le Verger et al. (Leroueil-Le Verger et al., 1998) indica que a quantidade de fármaco incorporado não tem grande influência na sua taxa de dissolução. Chorny et al (Chorny et al., 2002) presumiram que a dissolução do fármaco dependia provavelmente da estrutura interna das nanopartículas. A redução da quantidade de fármaco AG-1295 de 3 para 2 mg resultou numa libertação mais lenta durante as primeiras 7 horas, sem afetar a libertação inicial. Por esta razão, os autores assumiram que a alteração da estrutura interna das NPs era a razão para estas diferenças de comportamento. A natureza do fármaco é responsável pela elevada percentagem de cloridrato de procaína libertada nos primeiros 15 minutos após o início do ensaio de dissolução (Guhagarkar et al., 2009). A dissolução do fármaco foi monitorizada em PBS pH 7,4 por adição direta da nanosuspensão ao meio de dissolução. O cloridrato de procaína puro foi utilizado como controlo. 98% foi libertado em 15 minutos e a quantidade total de fármaco foi libertada em 30 minutos. 65% do fármaco foi libertado das NPs em 15 minutos, seguido de uma libertação exponencial mais lenta ao longo de 4-6 horas. A libertação rápida foi muito provavelmente causada pela quantidade de fármaco próxima ou adsorvida na superfície das partículas e pela grande área de superfície disponível devido à pequena dimensão das nanopartículas, bem como à hidrofilicidade do fármaco. Apesar da natureza lipofílica da silimarina, o seu perfil de dissolução a partir de nanopartículas de PES indica que a sua cinética de dissolução é de ordem zero, com 50 e 100% do fármaco libertado em 3 e 5 h, respetivamente (Guhagarkar et al., 2009). As NPs de PLA e PLGA que contêm uma maior quantidade de docetaxel caracterizam-se por uma dissolução mais rápida (Musumeci et al., 2006). Todas as formulações preparadas apresentaram uma libertação bifásica com uma libertação inicial de 40-68% em 24 horas. Esta libertação rápida deveu-se muito provavelmente ao fármaco adsorvido na superfície e/ou incorporado perto da superfície das nanopartículas (Magenheim et al., 1993). Seguiu-se uma libertação retardada e prolongada de 70-95% durante 10 dias, devido à difusão e à erosão da matriz. Por outro lado, a pesquisa de Lince et al (Lince et al., 2011) mostrou que a quantidade de fármaco não teve efeito sobre a taxa de dissolução do fármaco. Lince et al. (Lince et al., 2011) monitorizaram a dissolução da base de doxorrubicina a partir de NPs preparadas com 0,5 mg/ml e 1 mg/ml de base de doxorrubicina e não foi observada qualquer diferença significativa. A dissolução foi acompanhada numa mistura de água, poloxâmero e BSA. Após o início da dissolução, observou-se uma libertação de 15% do fármaco. Posteriormente, observou-se uma libertação muito lenta, consistente com a incorporação das moléculas de doxorrubicina na matriz polimérica. Dadas as condições em que o ensaio de dissolução foi realizado, a erosão do polímero dependente da esterase parece ocorrer muito lentamente; consequentemente, foi libertada uma quantidade muito pequena de fármaco mesmo após 48-120 h. Os resultados foram semelhantes aos de Brigger et al (Brigger et al, 2004).

5.1.4. Tipo de fase orgânica e taxa de evaporação

A dissolução do fármaco pode também depender do *tipo de fase orgânica* e da *sua taxa de evaporação* (Chorny et al., 2002). O aumento da taxa de evaporação e a consequente dissolução mais rápida do fármaco devem-se provavelmente ao aumento da porosidade da matriz polimérica. Ao diminuir a relação água/acetona, a libertação mais rápida deve-se provavelmente ao facto de uma maior quantidade de fármaco ser extraída das NPs para o ambiente externo, com mais fármaco a ser adsorvido à superfície à medida que a acetona é removida por evaporação, o que também resulta numa libertação rápida (Chorny et al., 2002).

Tabela 5. Variáveis que influenciam a taxa de dissolução do fármaco a partir de nanopartículas preparadas por métodos baseados na nanoprecipitação

Variável	**Influência da variável estudada na taxa de dissolução do medicamento**
Tipo de polímero	- Tem influência (Bozkir e Saka, 2005)
Concentração de polímero	- tem influência (Chorny et al., 2002)
Tipo de tensioativo	• Sem influência (Chorny et al., 2002) • Tem influência (Bozkir e Saka, 2005)
Concentração de surfactante	Quanto maior for a concentração de surfactante, mais rápida será a libertação (Chorny et al., 2002). • Sem influência (Vega et al., 2006)
Tipo de substância ativa	Substância ativa lipossolúvel (Chorny et al., 2002; Guhagarkar et al., 2009; Leroueil-Le Verger et al., 1998) • Substância ativa solúvel em água (Govender et al., 1999)
Quantidade de activos substância	- Influência mais fraca, menor quantidade de fármaco - libertação mais lenta (Chorny et al...),2002) Maior quantidade de fármaco incorporado - libertação mais rápida (Musumeciet al., 2006) • Sem influência (Lince et al., 2011)
Tipo de fase orgânica	- O aumento da quantidade de etanol na acetona produz resultados ligeiramente mais lentos (Chorny et al., 2002).

Relação entre a fase aquosa e a fase orgânica	ıedida que diminui, observa-se uma libertação ligeiramente mais lenta (Chorny et al., 2002).
Tamanho das partículas	- Partículas mais pequenas - libertação mais rápida (Chorny et al., 2002)
Taxa de evaporação	- Taxa mais elevada - libertação mais rápida (Chorny et al., 2002)

5.2. Métodos baseados na emulsificação

A Tabela 6 apresenta uma revisão dos factores mais frequentemente estudados que influenciam a taxa de dissolução do fármaco a partir de NPs preparadas por métodos baseados na emulsificação. Pode concluir-se que o perfil de dissolução destas NPs depende principalmente do tipo de polímero, do seu Mw, da sua concentração, do tipo e da concentração do tensioativo, da quantidade de substância ativa e do tipo de fase orgânica.

5.2.1. Tipo de polímero e massa molar

O efeito do *tipo de polímero* e do *Mw foi* estudado por Ahlin et al, Essa et al, Mittal et al, Pinon-Segundo et al e Shin et al (Ahlin et al, 2002; Essa et al, 2011; Mittal et al, 2007; Pinon-Segundo et al, 2005; Shin et al, 2010). Estudos efectuados por Ahlin et al (Ahlin et al., 2002), nos quais foram preparadas NPs de PLGA e PMMA com enalaprilato, mostraram que o tipo de polímero não teve influência na taxa de dissolução do fármaco. Monitorizaram a dissolução do enalaprilato em meios de pH 1,2 e 7,5 e os resultados indicaram perfis de dissolução semelhantes em ambos os meios. Após 1 minuto, 60-70% do fármaco incorporado nas nanopartículas foi libertado, provavelmente devido à grande quantidade de fármaco na superfície das nanopartículas. O restante fármaco incorporado na matriz das NP não foi completamente libertado, mesmo após um dia. Assim, a quantidade total de fármaco (100%) foi libertada apenas após 15 dias no meio a pH 1,2, enquanto 75% do fármaco foi libertado no meio a pH 7,5. Em contrapartida, a investigação efectuada por Essa et al, Pinon-Segundo et al, Shin et al e Yousry et al (Essa et al, 2011; Pinon-Segundo et al, 2005; Shin et al, 2010) demonstrou que o tipo de polímero influencia a dissolução do fármaco a partir de NPs preparadas por métodos baseados na emulsificação. Pinon-Segundo et al (Pinon-Segundo et al., 2005) prepararam nanopartículas de PLGA, PLA e CAP com diferentes concentrações (0-33,33%) de triclosan. Foi observada uma libertação rápida em todas as formulações durante a dissolução. Foi observada uma libertação inicial de 75% de triclosan nos primeiros 30 minutos para as formulações de PLGA, enquanto que para as nanopartículas de CAP, 90% do fármaco foi libertado em 20 minutos. Apenas as nanopartículas preparadas com PLA apresentaram uma dissolução ligeiramente mais lenta do que as de PLGA, o que se deve provavelmente à maior hidrofobicidade do PLA em comparação com o PLGA. A modelação cinética mostrou que a difusão é o principal mecanismo de libertação controlada. A dissolução *in vitro de* NPs de PLGA e PEG-PLGA com tacrolimus foi monitorizada em meios com diferentes valores de pH (pH 1,2; 4,0; 6,8 e 7,4) (Shin et al., 2010). As nanopartículas de PEG-PLGA foram caracterizadas por uma dissolução ligeiramente mais rápida do que as nanopartículas de PLGA. As formulações apresentaram uma libertação controlada no prazo de 16 dias. A taxa de dissolução do tacrolimus num pH de 1,2 foi a maior e a mais elevada em comparação com os outros meios. O valor do pH do meio teve influência na taxa de dissolução, ou seja, diminuiu na seguinte ordem pH 1,2 > 6,8 > 7,4 > 4,0. Como referem os autores, estas diferenças mostram que a degradação ou o inchaço do polímero ou a difusão do fármaco através da matriz também são afectados pelo valor do pH do meio, o que também foi observado em NPs com doxorrubicina e ganciclovir (Shin et al., 2010; Yoo et al., 2000). As NPs são sensíveis ao pH e têm potencial para a libertação controlada de fármacos. Essa et al (Essa et al., 2011) prepararam NPs de PEG-g-PLA com rodamina. Estudaram a influência da densidade do enxerto de PEG (1, 7 e 20% mol/mol de monómero de LA) nas propriedades físico-químicas e biológicas das NPs. As partículas contendo rodamina foram preparadas a partir de uma mistura 1:1 de PLA e PEG-g-PLA. A dissolução foi monitorizada em PBS a 37°C no prazo de 15 dias a partir de NPs preparadas a partir de polímeros de enxerto, mas também a partir das preparadas apenas a partir de homopolímeros. Embora não tenha sido observada qualquer diferença significativa na velocidade de dissolução do fármaco das nanopartículas preparadas a partir dos diferentes polímeros, pode ver-se claramente que as nanopartículas de PLA se caracterizam por uma dissolução mais lenta do que as preparadas a partir de PEG-g-PLA. Também se pode observar que a taxa de dissolução do fármaco aumenta à medida que a densidade de enxerto do PEG aumenta. A influência da *massa molar do polímero* e da *composição do copolímero* nas características físico-químicas e biofarmacêuticas das NPs foi estudada por Mittal et al (Mittalet al., 2007), que prepararam NPs de PLGA com estradiol. Ao aumentar a massa molar de 14.500 para 213.000 Da, foi observada uma diminuição na taxa de dissolução. As NPs preparadas a partir de PLGA com Mw (14.500 e 45.000 Da) libertaram 94,7 e 92,4% em 18 e 33 dias, respetivamente, com uma taxa constante. Por outro lado, as NPs de PLGA de alta molecularidade com Mw (85.000 e 213.000 Da) foram libertadas a 54,5 e 26,6% em 27 e 19 dias, respetivamente. As NPs preparadas a partir de PLGA com Mw (14.500 e 45.000 Da) mostraram uma cinética de libertação de ordem zero, com a degradação a aumentar com o tempo, aumentando assim a libertação. Como os autores observaram, se apenas a difusão estivesse envolvida, a libertação diminuiria com o tempo, porque, neste caso, seria um processo dependente da concentração. Ao caraterizar NPs carregadas com vancomicina em PLGA e PEG, Yousry et al (Yousry et al., 2017) concluíram que a libertação do fármaco destas formulações era altamente dependente do tipo de polímero e do rácio polímero:Eudragit RS 100. As formulações seguiram um modelo de difusão de Higuchi e as NPs poliméricas preparadas com PCL libertaram vancomicina muito mais lentamente em comparação com as NPs à base de PLGA. $_{50}$O tempo necessário para libertar 50% do fármaco de cada formulação (t %) variou entre 50,6 e 302,5 horas para as NPs à base de PCL e entre 24,4 e 71,2 horas para as NPs à base de PLGA. Os autores explicam este fenómeno pela hidrofobicidade da PCL e pelo seu peso molecular mais elevado, que reduziu a taxa de erosão e prolongou a libertação do fármaco. A utilização de concentrações mais elevadas de Eudragit RS 100 também reduziu a taxa de dissolução, provavelmente devido às fortes interacções electrostáticas entre o Eudragit RS 100 e a vancomicina (Dillen et al., 2006; Yousry etal., 2017).

5.2.2. Concentração de polímero

Dados sobre a influência da *concentração do polímero* na taxa de dissolução foram encontrados nos trabalhos de Khoee et al. e Sahana et al. (Khoee et al., 2012; Sahana et al., 2008). Os estudos de Khoee et al. (Khoee et al., 2012) relativos à taxa de dissolução da cisplatina a partir de NPs preparadas com polímero PBA terminado em hidroxilo indicaram que a maior concentração de polímero resulta numa menor libertação inicial do fármaco. Durante as primeiras 15 horas, foi observada uma libertação significativa e rápida do fármaco a partir da formulação preparada com 0,78% de polímero. A menor concentração de polímero resultou numa camada de polímero mais fina e numa maior libertação inicial do fármaco. Ao aumentar a concentração de PBA de 0,78% para 1,6%, a libertação inicial diminuiu de 80% para 50%, provavelmente devido ao aumento da espessura da camada de polímero. As diferenças na libertação inicial podem também dever-se a variações na quantidade total de NP disponível para libertação. No entanto, ao aumentar a concentração de PBA para 2,3%, a libertação inicial foi de 75%, o que exigiu mais estudos sobre a influência deste parâmetro nas características das NP. Sahana et al (Sahana et al., 2008) prepararam nanopartículas de PLGA (50:50) com estradiol utilizando um método de emulsão-difusão-evaporação. As formulações com elevada eficiência de encapsulação apresentaram uma libertação rápida, uma vez que continham menos polímero por unidade de massa. Discutindo a influência de diferentes parâmetros na taxa de dissolução do fármaco a partir das NPs, afirmam que as formulações com maior eficiência de encapsulamento se caracterizam por uma libertação mais rápida, porque, para atingir as condições de evaporação para essas formulações, é necessário utilizar uma menor quantidade de polímero, ou seja, a redução da quantidade de polímero leva a um aumento da taxa de dissolução a partir das NPs. De facto, indicam que a libertação do fármaco a partir de partículas biodegradáveis pode resultar de vários mecanismos, tais como: dessorção do fármaco ligado à superfície/adsorvido, desintegração, difusão através da matriz da partícula, difusão através do invólucro de polímero quando o fármaco é incorporado no núcleo, degradação da superfície e degradação de toda a partícula, bem como uma combinação de processos de degradação e difusão. Sabe-se que o PLGA é suscetível à degradação. Este processo é caracterizado por uma quebra aleatória das ligações éster do polímero, uniformemente em toda a matriz. Os monómeros ácidos (LA e GA) e os oligómeros formados durante este processo actuam como catalisadores para a degradação do polímero inicial, um processo conhecido como autocatálise. A libertação do fármaco incorporado na matriz de PLGA ocorre geralmente por difusão seguida de um processo de degradação. Nas fases iniciais, a libertação da matriz polimérica ocorre principalmente por difusão, enquanto nas fases posteriores ocorre por difusão do fármaco e degradação da matriz.

5.2.3. Fase orgânica e tipo de estabilizador

Sahana et al (Sahana et al., 2008) também estudaram a influência do *tipo de fase orgânica* e do *estabilizador* utilizado na libertação do fármaco. A partir dos resultados dos ensaios de dissolução de NPs preparadas com diferentes estabilizadores, PVA e DMAB, e diferentes tipos de fases orgânicas, pode ver-se claramente que em ambos os casos há uma diferença na taxa de dissolução do fármaco. Todas as formulações preparadas com DMAB como estabilizador, independentemente do solvente orgânico, libertaram o fármaco ao longo de 31 a 43 dias, ao passo que as NPs preparadas com PVA como estabilizador libertaram o estradiol ao longo de 41 a 54 dias. A cinética indica uma libertação de ordem zero, independentemente do estabilizador utilizado. As diferenças na libertação para diferentes estabilizadores devem-se provavelmente a diferenças na eficiência de encapsulamento. No entanto, as formulações preparadas com PVA como estabilizador, em comparação com as preparadas com DMAB, libertaram o fármaco mais lentamente. Este facto deve-se provavelmente à natureza do estabilizador. De facto, o PVA é uma molécula hidrofílica que incha e é possível que o PVA presente na superfície forme uma barreira de hidrogel para a difusão do fármaco, resultando numa libertação mais lenta. Além disso, o tamanho das partículas e a eficiência do encapsulamento também são parâmetros importantes que podem influenciar o grau de degradação da matriz. É geralmente sabido que o aumento do tamanho das partículas leva a uma diminuição da área de superfície, o que reduz a penetração do tampão e resulta numa libertação mais lenta do fármaco. Como referem os autores, esta poderia ser outra razão para a libertação mais lenta das NPs preparadas com PVA, que se caracterizavam por um tamanho maior do que as preparadas com DMAB como estabilizador, que eram mais pequenas. A influência do tipo de estabilizador na taxa de dissolução também foi estudada por Hariharan et al (Hariharan et al., 2006), que prepararam NPs de PLGA (50:50) com estradiol, utilizando DMAB e PVA como estabilizadores. Não foi observada qualquer libertação inicial durante a dissolução. As formulações preparadas com DMAB como estabilizador libertaram consistentemente 15 Lg/dia ao longo de 31 dias, com 50% de libertação ao longo de 13 dias. A cinética de libertação foi de ordem zero. As formulações preparadas com PVA como estabilizador também se caracterizaram por uma cinética de libertação de ordem zero, libertando 10 Lg/dia e 50% da substância ativa ao longo de 22 dias. As formulações com PVA como estabilizador libertaram o fármaco mais lentamente do que as formulações com DMAB. Os autores observaram que as diferenças na libertação inicial entre as formulações se deviam provavelmente a diferenças na eficiência da encapsulação.

5.2.4. Concentração de surfactante e volume da fase oleosa

A influência da *concentração de surfactante* na taxa de dissolução foi investigada por Khoee et al. (Khoee et al., 2012). Como mencionado anteriormente, eles prepararam NPs com cisplatina a partir de PBA terminado em hidroxila. Ao aumentar a concentração de estabilizador (glicerol de 25 a 75%), a eficiência de encapsulação aumentou de 61,2 para 65,12%, mas ao aumentar a concentração de glicerol, como estabilizador, a taxa de dissolução do fármaco diminuiu. Estudaram também a influência do aumento do *volume da fase oleosa* na taxa de dissolução. No volume mais baixo da fase externa (2,5 ml), a libertação de NPs foi máxima, enquanto nos outros dois volumes foi mais lenta e os valores foram semelhantes para ambos.

5.2.5. Quantidade de substância ativa

A influência da *quantidade de substância ativa* utilizada na preparação de NP na taxa de dissolução foi estudada por Pinon-Segundo et al. (Pinon-Segundo et al., 2005). Assim, a sua influência neste parâmetro está provavelmente relacionada com a quantidade de substância ativa incorporada. Foi observada uma libertação inicial de triclosan em todas as formulações preparadas, com as formulações de PLGA a terem uma libertação inicial de aproximadamente 75% em 30 minutos e a formulação de PLGA com a carga de fármaco mais elevada a libertar 90% no mesmo período. Isto deve-se provavelmente ao facto de o aumento da carga de fármaco não só aumentar a porosidade do sistema, mas também diminuir a quantidade de polímero que actua como barreira de difusão (Radwan, 1995).

Tabela 6. Variáveis que influenciam a taxa de dissolução do fármaco a partir de nanopartículas preparadas por métodos baseados na emulsificação

Variável	**Influência da variável estudada na dissolução do medicamento**
Tipo de polímero	• Sem influência (Ahlin et al., 2002) Tem influência (Essa et al., 2011; Pinon-Segundo et al., 2005; Shin et al., 2010)
Massa molar do polímero	- Mw mais elevado - libertação mais lenta (Mittal et al., 2007)
Concentração de polímero	• Menos polímero - libertação mais rápida (Sahana et al., 2008) Maior concentração de polímero - menor libertação inicial do fármaco (Khoee et al., 2012)
Tipo de tensioativo	- tem influência (Hariharan et al., 2006; Sahana et al., 2008)
Concentração de surfactante	- Mais surfactante - libertação mais lenta (Khoee et al., 2012)
Quantidade de substância ativa	- Mais substância ativa - libertação mais rápida (Pinon-Segundo et al...) 2005)
Tipo de fase orgânica	- Tem influência (Sahana et al., 2008)

Tempo de sonicação	- Aumento do tempo de sonicação - libertação mais rápida (Najlah et al., 2017)

6. Conclusão

De acordo com a revisão dos dados bibliográficos disponíveis, o tamanho das partículas das NPs preparadas por métodos baseados na nanoprecipitação é largamente influenciado pelo tipo e quantidade de polímero utilizado, pelo tipo e concentração de surfactante utilizado, pelo tipo de solvente orgânico utilizado e pela velocidade de agitação durante a preparação, enquanto que, no caso das NPs preparadas por métodos baseados na emulsificação, os principais factores que influenciam este parâmetro são o tipo e a quantidade de polímero utilizado, o tipo e a concentração de tensioativo utilizado, o tipo de solvente orgânico utilizado e a substância ativa. É do conhecimento geral que o potencial zeta não depende do método de preparação, mas sim da composição das nanopartículas. Assim, no caso das nanopartículas preparadas por métodos baseados na nanoprecipitação, foi sobretudo o tipo de polímero utilizado e o tipo e quantidade de estabilizador utilizado que influenciaram o potencial zeta. Por outro lado, os valores deste parâmetro para as NPs preparadas por métodos baseados na emulsificação, para além dos factores mencionados para as NPs preparadas por métodos baseados na nanoprecipitação, são também influenciados pelo tipo e quantidade de substância ativa utilizada na sua preparação. A eficiência de encapsulação das NPs preparadas por métodos de nanoprecipitação é afetada pelo tipo e quantidade de polímero e tensioativo utilizados, pela quantidade inicial de fármaco utilizada na preparação, pelo tipo de solvente orgânico, pela relação fase aquosa/fase orgânica e pelo pH da fase aquosa, enquanto a das NPs preparadas por métodos de emulsificação é afetada pelo tipo e quantidade de polímero utilizado, pela concentração de tensioativo e pela quantidade de fármaco inicialmente adicionada. Os factores comuns que determinam a taxa de dissolução da substância ativa nas nanopartículas preparadas por ambos os métodos são o tipo e a concentração do polímero e do tensioativo, a quantidade de substância ativa e o tipo de fase orgânica. Outros factores determinantes são a natureza da substância ativa e o peso molecular do polímero, que são específicos das NPs preparadas por nanoprecipitação e emulsificação.

Referências

Ahlin, P., Kristl, J., Kristl, A., Vrecer, F., 2002. Investigação de nanopartículas poliméricas como transportadores de enalaprilato para administração oral. Int. J. Pharm. 239, И3- 120.

Allemann, E., Gurny, R., Doelker, E., 1992. Preparação de nanodispersões poliméricas aquosas através de um processo de salga reversível: influência dos parâmetros do processo no tamanho das partículas. Int. J. Pharm. 87, 247-253.

Ameller, T., Marsaud, V., Legrand, P., Gref, R., Barratt, G., Renoir, J.M., 2003. Nanopartículas de poliéster-poli(etilenoglicol) carregadas com o antiestrogénio puro RU 58668: propriedades físico-químicas e de opsonização. Pharm. Res. 20, 1063-1070.

Ameller, T., Marsaud, V., Legrand, P., Gref, R., Renoir, J.-M., 2004. Nanosferas puras carregadas com o antiestrogénio RU 58668: morfologia, atividade celular e estudos de toxicidade. Eur. J. Pharm. Sci. 21, 361-370.

Avgoustakis, K., Beletsi, A., Panagi, Z., Klepetsanis, P., Livaniou, E., Evangelatos, G., Ithakissios, D.S., 2003. Efeito da composição do copolímero nas características físico-químicas, estabilidade in vitro e biodistribuição de nanopartículas de PLGA-mPEG. Int. J. Pharm. 259, 115-127.

Badran, M.M., Mady, M.M., Ghannam, M.M., Shakeel, F., 2017. Preparação e caraterização de nanopartículas poliméricas modificadas com superfície de quitosana para tratamento direcionado do câncer colorretal. Int. J. Biol. Macromolec. 95, 643-649.

Barichello, J.M., Morishita, M., Takayama, K., Nagai, T., 1999. Encapsulamento de fármacos hidrofílicos e lipofílicos em nanopartículas de PLGA pelo método de nanoprecipitação. Drug Dev. Ind. Pharm. 25, 471-476.

Beck-Broichsitter, M., Rytting, E., Lebhardt, T., Wang, X., Kissel, T., 2010.

Preparação de nanopartículas por deslocamento de solvente para administração de fármacos: uma mudança na "região ouzo" após o carregamento do fármaco. Eur J Pharm Sci 41, 244-253.

Bozkir, A., Saka, O.M., 2005. Formulação e investigação de nanopartículas de 5-FU com estudos baseados em design fatorial. Il Farmaco 60, 840-846.

Brigger, I., Morizet, J., Laudani, L., Aubert, G., Appel, M., Velasco, V., Terrier-Lacombe, M.-J., Desmaele, D., d'Angelo, J., Couvreur, P., Vassal, G., 2004. Resultados pré-clínicos negativos com Doxorrubicina encapsulada em nanoesferas stealth® num modelo ortotópico de tumor cerebral murino. J. Control. Release 100, 29-40.

Byun, Y., Hwang, J.B., Bang, S.H., Darby, D., Cooksey, K., Dawson, P.L., Park, H.J., Whiteside, S., 2011. Formulação e caraterização de nanopartículas de poli e-caprolactona (PCL) carregadas com a-tocoferol. LWT - Food Sci. Technol. 44, 24-28.

Chacon, M., Berges, L., Molpeceres, J., Aberturas, M.R., Guzman, M., 1996. Preparação optimizada de microesferas e nanopartículas de poli d,l (lático-glicólico) para administração oral. Int. J. Pharm. 141, 81-91.

Chakraborty, S., Mandal, A.K., Sarwar, S., Singh, P., Chakraborty, R., Chakrabarti, P., 2014. Efeito bactericida de nanopartículas de ZnO revestidas com polietilenoimina em múltiplas bactérias resistentes a antibióticos que abrigam genes de ilhas de alta patogenicidade. Colloids Surf. B Biointerfaces 121, 44-53.

Cheng, J., Teply, B.A., Sheriff, I., Sung, J., Luther, G., Gu, F.X., Levy-Nissenbaum, E., Radovic-Moreno, A.F., Langer, R., Farokhzad, O.C., 2007. Formulação de nanopartículas PLGA-PEG funcionalizadas para administração de fármacos in vivo. Biomaterials 28, 869-876.

Choi, S.-W., Kwon, H.-Y., Kim, W.-S., Kim, J.-H., 2002. Parâmetros termodinâmicos sobre o tamanho das partículas de poli(d,l-lactida-co-glicolida) no processo de emulsificação-difusão. Colloids Surf. A Physicochem. Eng. Asp. 201, 283-289.

Chorny, M., Fishbein, I., Danenberg, H.D., Golomb, G., 2002. Nanoesferas lipofílicas carregadas com fármacos preparadas por nanoprecipitação: efeito das variáveis da formulação no tamanho, recuperação do fármaco e cinética de libertação. J. Control. Release 83, 389-400.

Chow, S.F., Wan, K.Y., Cheng, K.K., Wong, K.W., Sun, C.C., Baum, L., Chow, A.H.L., 2015. Desenvolvimento de nanopartículas de curcumina altamente estabilizadas por nanoprecipitação flash e liofilização. Eur. J. Pharm. Biopharm. 94, 436-449.

Cun, D., Jensen, D.K., Maltesen, M.J., Bunker, M., Whiteside, P., Scurr, D., Foged, C., Nielsen, H.M., 2011. Elevada eficiência de carga e libertação sustentada de siRNA encapsulado em nanopartículas de PLGA: qualidade através da otimização e caraterização do design. Eur. J. Pharm. Biopharm. 77, 26-35.

de Chasteigner, S., Fessi, H., Devissaguet, J.-P., Puisieux, F., 1996. Estudo comparativo da associação do itraconazol com vectores coloidais. Drug Develop. Res. 38, 125-133.

de Oliveira, A.M., Jager, E., Jager, A., Stepanek, P., Giacomelli, F.C., 2013. Aspectos físico-químicos subjacentes ao tamanho de nanopartículas poliméricas biodegradáveis: um passo em frente. Colloids Surf. A Physicochem. Eng. Asp. 436, 1092-1102.

Dhakar, R.C., 2012. Das variáveis de formulação à eficiência de aprisionamento de drogas em microesferas: uma revisão técnica. J. Drug Deliv. Ther. 2(6), 128-133.

Dillen, K., Vandervoort, J., Van den Mooter, G., Ludwig, A., 2006. Avaliação de nanopartículas Eudragit® RS100 ou RL100/PLGA carregadas com ciprofloxacina. Int. J. Pharm. 314, 72-82.

Dimitrova, B., Ivanov, I., Nakache, E., 1988. Efeitos do transporte de massa na estabilidade da emulsão: filmes de emulsão com ácido acético e acetona que se difundem através da interface. J. Disper. Sci. Technol. 9, 321-341.

Dube, A., Reynolds, J.L., Law, W.-C., Maponga, C.C., Prasad, P.N., Morse, G.D., 2014. Nanopartículas multimodais que fornecem imunomodulação e entrega de medicamentos intracelulares para doenças infecciosas. Nanomed. Nanotech. Biol. Med. 10, 831-838.

Duclairoir, C., Nakache, E., Marchais, H., Orecchioni, A.M., 1998. Formação de nanopartículas de gliadina: Influência do parâmetro de solubilidade do solvente proteico. Colloid Polym. Sci. 276, 321-327.

Esposito, E., Mariani, P., Ravani, L., Contado, C., Volta, M., Bido, S., Drechsler, M., Mazzoni, S., Menegatti, E., Morari, M., 2012. Dispersões lipídicas nanoparticuladas para entrega de bromocriptina: caraterização e estudo in vivo. Eur. J. Pharm. Biopharm. 80, 306-314.

Essa, S., Rabanel, J.M., Hildgen, P., 2011. Caracterização de nanopartículas (NPs) de PEG-g-PLA carregadas com rodamina: Efeito da densidade do enxerto de poli (etilenoglicol). Int. J. Pharm. 411, 178-187.

Feng, S.-s., Huang, G., 2001. Efeitos dos emulsionantes na libertação controlada de paclitaxel (Taxol®) a partir de nanoesferas de polímeros biodegradáveis. J. Control. Release. 71, 53-69.

Fessi, H., Puisieux, F., Devissaguet, J.P., Ammoury, N., Benita, S., 1989. Formação de nanocápsulas por deposição de polímero interfacial após deslocamento de solvente. Int. J. Pharm. 55, R1-R4.

Fonseca, C., Simões, S., Gaspar, R., 2002. Nanopartículas de PLGA carregadas com paclitaxel: preparação, caraterização físico-química e atividade anti-tumoral in vitro. J. Control. Libertação 83, 273-286.

Galindo-Rodriguez, S., Allemann, E., Fessi, H., Doelker, E., 2004. Parâmetros físico-químicos associados à formação de nanopartículas nos métodos de salting-out, emulsificação-difusão e nanoprecipitação. Pharm. Res. 21, 1428-1439.

Ganachaud, F., Katz, J.L., 2005. Nanopartículas e nanocápsulas criadas pelo efeito Ouzo: Emulsificação espontânea como uma alternativa aos dispositivos ultra-sônicos e de alto cisalhamento. ChemPhysChem 6, 209-216.

Gargouri, M., Sapin, A., Arica-Yegin, B., Merlin, J.L., Becuwe, P., Maincent, P., 2011. Internalização fotoquímica para transfecção de pDNA: avaliação de nanopartículas de poli(d,l-lactídeo-co-glicolídeo) e poli(etilenimina). Int. J. Pharm. 403, 276 284.

Gavory, C., Durand, A., Six, J.-L., Nouvel, C., Marie, E., Leonard, M., 2011. Nanopartículas revestidas com polissacarídeos preparadas por nanoprecipitação. Carbohyd. Polym. 84, 133-140.

Giannavola, C., Bucolo, C., Maltese, A., Paolino, D., Vandelli, M.A., Puglisi, G., Lee, V.H., Fresta, M., 2003. Influência das condições de preparação em nanoesferas de ácido poli-d,l-lático carregadas com aciclovir e efeito do revestimento PEG na biodisponibilidade ocular do fármaco. Pharm. Res. 20, 584-590.

Govender, T., Riley, T., Ehtezazi, T., Garnett, M.C., Stolnik, S., Illum, L., Davis, S.S., 2000. Definindo as propriedades de incorporação de drogas de nanopartículas de PLA-PEG. Int. J. Pharm. 199, 95-110.

Govender, T., Stolnik, S., Garnett, M.C., Illum, L., Davis, S.S., 1999. PLGA preparados por nanoprecipitação: estudos sobre o carregamento e a libertação de um fármaco solúvel em água. J. Control. Release 57, 171-185.

Gref, R., Domb, A., Quellec, P., Blunk, T., Muller, R.H., Verbavatz, J.M., Langer, R., 1995. A entrega intravenosa controlada de medicamentos usando nanoesferas estericamente estabilizadas revestidas com PEG. Adv. Drug Deliv. Rev. 16, 215-233.

Guhagarkar, S., Malshe, V., Devarajan, P., 2009. Nanopartículas de polietileno sebáceo: um novo polímero biodegradável. AAPS PharmSciTech 10, 935-942.

Guttoff, M., Saberi, A.H., McClements, D.J., 2015. Formação de sistemas de entrega baseados em nanoemulsão de vitamina D por emulsificação espontânea: fatores que afetam o tamanho e a estabilidade das partículas. Food Chem. 171, 117-122.

Halayqa, M., Domanska, U., 2014. Nanopartículas biodegradáveis de PLGA contendo perfenazina ou cloridrato de clorpromazina: efeito da formulação e libertação. Int. J. Mol. Sci. 15, 23909-23923.

Hariharan, S., Bhardwaj, V., Bala, I., Sitterberg, J., Bakowsky, U., Ravi Kumar, M.N., 2006. Conceção de formulações nanoparticuladas de PLGA carregadas com estradiol: um potencial sistema de administração oral para terapia hormonal. Pharm. Res. 23, 184-195.

Helle, A., Hirsjarvi, S., Peltonen, L., Hirvonen, J., Wiedmer, S.K., 2008. Determinação quantitativa do encapsulamento de fármacos em nanopartículas de poli(ácido lático) por eletroforese capilar. J. Chromatogr. A 1178, 248-255.

Hsu, C.-H., Cui, Z., Mumper, R., Jay, M., 2003. $_{10}$Preparação e caraterização de novas nanopartículas de coenzima Q concebidas a partir de precursores de microemulsão. AAPS PharmSciTech 4, 24-35.

Hyvonen, S., Peltonen, L., Karjalainen, M., Hirvonen, J., 2005. Efeito de nanoprecipitação nas propriedades físico-químicas de nanopartículas de poli(ácido l-lático) de baixo peso molecular carregadas com sulfato de salbutamol e dipropionato de beclometasona. Int. J. Pharm. 295, 269-281.

Jadhav, N., Gaikwad, V., Nair, K., Kadam, H., 2009. Temperatura de transição vítrea: noções básicas e aplicação no sector farmacêutico. Asian J. Pharmacol. 3, 82.

Jain, A.K., Swarnakar, N.K., Godugu, C., Singh, R.P., Jain, S., 2011. O efeito da administração oral de nanopartículas poliméricas na eficácia e toxicidade do tamoxifeno. Biomaterials 32, 503-515.

Jalil, R., Nixon, J.R., 1990. Microencapsulação com ácido poli (L-lático) II:

Variáveis preparatórias que afectam as propriedades das microcápsulas. J. Microencapsul. 7, 25-39.

Jana, U., Mohanty, A.K., Manna, P.K., Mohanta, G.P., 2014. Preparação e caraterização de nanopartículas de nebivolol usando Eudragit® RS100. Colloids Surf. B Biointerfaces 113, 269-275.

Jeong, Y.-I., Kang, M.-K., Sun, H.-S., Kang, S.-S., Kim, H.-W., Moon, K.-S., Lee, K.-J., Kim, S.-H., Jung, S., 2004. Libertação de ácido all-trans-retinóico de nanopartículas do tipo core-shell de copolímero dibloco de poli(e-caprolactona)/poli(etilenoglicol). Int. J. Pharm. 273, 95-107.

Johnson, B.K., Prud'homme, R.K., 2003. Nanoprecipitação instantânea de activos orgânicos e copolímeros em bloco utilizando um misturador de jactos de impacto confinado. Aust. J. Chem. 56, 1021-1024.

Jung, T., Breitenbach, A., Kissel, T., 2000. Sulfobutylated poly(vinyl alcohol)-graft-poly(lactide-co-glycolide)s facilitate the preparation of small negatively charged biodegradable nanospheres. J. Control. Libertação 67, 157-169.

Kaewprapan, K., Inprakhon, P., Marie, E., Durand, A., 2012. Enzimaticamente Nanopartículas degradáveis de éster de dextrano como potenciais sistemas de administração de fármacos. Carbohyd. Polym. 88, 875-881.

Khoee, S., Sattari, A., Atyabi, F., 2012. Investigação das propriedades físico-químicas de nanopartículas de polibutiladipato (PBA) carregadas com cisplatina preparadas por w/o/w. Mater. Sci. Eng. C 32, 1078-1086.

Knuschke, T., Bayer, W., Rotan, O., Sokolova, V., Wadwa, M., Kirschning, C.J., Hansen, W., Dittmer, U., Epple, M., Buer, J., 2014. A vacinação profilática e terapêutica com uma vacina peptídica baseada em nanopartículas induz imunidade protetora eficaz durante a infeção retroviral aguda e crônica. Nanomed. Nanotech. Biol. Med. 10, 1787-1798.

Konan, Y.N., Cerny, R., Favet, J., Berton, M., Gurny, R., Allemann, E., 2003. Preparação e caraterização de nanopartículas estéreis de menos de 200 nm carregadas com meso-tetra(4-hidroxilfenil)porfirina para terapia fotodinâmica. Eur. J. Pharm. Biopharm. 55, 115-124.

Kwon, H.-Y., Lee, J.-Y., Choi, S.-W., Jang, Y., Kim, J.-H., 2001. Preparação de nanopartículas de PLGA contendo estrogénio pelo método de emulsificação-difusão. Colloids Surf. A Physicochem. Eng. Asp. 182, 123-130.

Lee, J.S., Hwang, S.J., Lee, D.S., Kim, S.C., Kim, D.J., 2009. Formação de nanopartículas de poli (etilenoglicol)-Poli (e-caprolactona) por nanoprecipitação. Macromol. Res. 17, 72-78.

Legrand, P., Lesieur, S., Bochot, A., Gref, R., Raatjes, W., Barratt, G., Vauthier, C., 2007. Influência do comportamento do polímero em solução orgânica na produção de nanopartículas de polilactida por nanoprecipitação. Int. J. Pharm. 344, 33-43.

Lemoine, D., Francois, C., Kedzierewicz, F., Preat, V., Hoffman, M., Maincent, P., 1996. Estudo da estabilidade de nanopartículas de poli(épsilon-caprolactona), poli(D,L-lactida) e poli(D,L-lactida-co-glicolida). Biomaterials 17, 2191-2197.

Lepeltier, E., Bourgaux, C., Amenitsch, H., Rosilio, V., Lepetre-Mouelhi, S., Zouhiri, F., Desmaele, D., Couvreur, P., 2015. Influência das condições de nanoprecipitação na estrutura supramolecular das nanopartículas de esqualenoil. Eur. J. Pharm. Biopharm. 96, 89-95.

Leroueil-Le Verger, M., Fluckiger, L., Kim, Y.I., Hoffman, M., Maincent, P., 1998. Preparação e caraterização de nanopartículas contendo um agente anti-hipertensivo. Eur. J. Pharm. Biopharm. 46, 137-143.

Lince, F., Bolognesi, S., Stella, B., Marchisio, D.L., Dosio, F., 2011. Preparação de nanopartículas de polímero carregadas com doxorrubicina para entrega controlada de medicamentos. Chem. Eng. Res. Des. 89, 2410-2419.

Lince, F., Marchisio, D.L., Barresi, A.A., 2008. Estratégias para controlar a distribuição do tamanho das partículas de nanopartículas de poli-epsilon-caprolactona para aplicações farmacêuticas. J. Colloid. Interface. Sci. 322, 505-515.

Liu, M., Dong, J., Yang, Y., Yang, X., Xu, H., 2005. Caracterização e libertação de nanopartículas de ácido poli(d,l-lático) carregadas com triptolide. Eur. Polym. J. 41, 375-382.

Lokhande, A.B., Mishra, S., Kulkarni, R.D., Naik, J.B., 2013. Influência de diferentes polímeros de etilcelulose de grau de viscosidade no encapsulamento e estudo de libertação in vitro de nanopartículas carregadas com fármacos. J. Pharm. Res. 7, 414-420.

Magenheim, B., Levy, M.Y., Benita, S., 1993. Uma nova técnica in vitro para a avaliação do perfil de libertação de fármacos de transportadores coloidais - técnica de ultrafiltração a baixa pressão. Int. J. Pharm. 94, 115-123.

Maia, J.L., Santana, M.H.A., Re, M.I., 2004. O efeito de algumas condições de processamento nas características de microesferas biodegradáveis obtidas por um processo de evaporação de solvente em emulsão. Braz. J. Chem. Eng. 21, 01-12.

Mainardes, R.M., Evangelista, R.C., 2005. Nanopartículas de PLGA contendo praziquantel: efeito das variáveis da formulação na distribuição do tamanho. Int. J. Pharm. 290, 137-144.

Martin-Banderas, L., Munoz-Rubio, I., Prados, J., Alvarez-Fuentes, J., Calderon-Montano, J., Lopez-Lazaro, M., Arias, J., Leiva, M., Holgado, M., Fernandez-Arevalo, M., 2015. Avaliação in vitro e in vivo de nanopartículas de A 9 - tetrahidrocannabinol/PLGA para quimioterapia do cancro. Int. J. Pharm. 487, 205-212.

Misra, S.K., Kim, B., Kolmodin, N.J., Pan, D., 2015. Uma estratégia dupla para deteção de metais com um nano 'pincer' scavenger para diagnóstico in vitro e deteção de doenças hepáticas a partir de amostras de sangue. Colloids Surf. B Biointerfaces 126, 444-451.

Mittal, G., Sahana, D.K., Bhardwaj, V., Ravi Kumar, M.N., 2007. Nanopartículas de PLGA carregadas com estradiol para administração oral: efeito do peso molecular do polímero e da composição do copolímero no comportamento de libertação in vitro e in vivo. J. Control. Release 119, 77-85.

Molpeceres, J., Guzman, M., Aberturas, M.R., Chacon, M., Berges, L., 1996. Aplicação de planos compostos centrais à preparação de nanopartículas de policaprolactona por deslocamento de solvente. J. Pharm. Sci. 85, 206-213.

Mora-Huertas, C.E., Fessi, H., Elaissari, A., 2011. Influência dos parâmetros de processo e formulação na formação de partículas submicrónicas por deslocamento de solvente e comparação crítica de métodos de emulsificação-difusão. Adv. Colloid Interface Sci. 163, 90-122.

Muller, R.H., 1991. Determinações de carga. CRC Press, Boca Raton, FL.

Mundargi, R.C., Srirangarajan, S., Agnihotri, S.A., Patil, S.A., Ravindra, S., Setty, S.B., Aminabhavi, T.M., 2007. Desenvolvimento e avaliação de novas microesferas biodegradáveis à base de poli (d, l-lactide-co-glycolide) e poli (e-caprolactone) para entrega controlada de doxiciclina no tratamento da bolsa periodontal humana: estudos in vitro e in vivo. J. Control. Libertação 119, 59-68.

Murakami, H., Kobayashi, M., Takeuchi, H., Kawashima, Y., 1999. Preparação de nanopartículas de poli(dl-lactídeo-co-glicolídeo) pelo método de difusão espontânea de solvente por emulsificação modificada. Int. J. Pharm. 187, 143-152.

Murakami, H., Kobayashi, M., Takeuchi, H., Kawashima, Y., 2000. Mais Aplicação de um método modificado de difusão de solventes por emulsificação espontânea a diferentes tipos de polímeros PLGA e PLA para a preparação de nanopartículas. Powder Technol. 107, 137-143.

Musumeci, T., Ventura, C.A., Giannone, I., Ruozi, B., Montenegro, L., Pignatello, R., Puglisi, G., 2006. Nanopartículas de PLA/PLGA para libertação sustentada de docetaxel. Int. J. Pharm. 325, 172-179.

Najlah, M., Ahmed, Z., Iqbal, M., Wang, Z., Tawari, P., Wang, W., McConville, C., 2017. Desenvolvimento e caraterização de nanopartículas de PLGA carregadas com dissulfiram para o tratamento do cancro do pulmão de células não pequenas. Eur. J. Pharm. Biopharm. 112, 224233.

Naujoks, N., Stemmer, A., 2003. Funcionalização localizada de superfícies com moléculas em solução usando atração eletrostática. Microelectron. Eng. 67-68, 736-741.

Nehilla, B.J., Bergkvist, M., Popat, K.C., Desai, T.A., 2008. Nanopartículas biodegradáveis carregadas com coenzima Q10 purificadas e sem surfactante. Int. J. Pharm. 348, 107-114.

Nguyen, C.T., Tran, T.H., Amiji, M., Lu, X., Kasi, R.M., 2015. Nanopartículas sensíveis ao redox de copolímeros de bloco anfifílico à base de colesterol para maior liberação intracelular de doxorrubicina de tumores. Nanomed. Nanotech. Biol. Med. 11, 20712082.

Niwa, T., Takeuchi, H., Hino, T., Kunou, N., Kawashima, Y., 1993. Preparações de nanoesferas biodegradáveis de fármacos solúveis e insolúveis em água com copolímero de D, L-lactídeo/glicolídeo através de um novo método de difusão espontânea de solvente de emulsificação e o comportamento de libertação de fármacos. J. Control. Release 25, 89-98.

Niwa, T., Takeuchi, H., Hino, T., Kunou, N., Kawashima, Y., 1994. Comportamento de libertação de fármacos in vitro de nanoesferas de copolímero de D, L-láctido/glicolídeo (PLGA) com acetato de nafarelina preparadas por um novo método de difusão espontânea em solvente de emulsificação. J. Pharm. Sci. 83, 727-732.

Noronha, C.M., Granada, A.F., de Carvalho, S.M., Lino, R.C., de OB Maciel, M.V., Barreto, P.L.M., 2013. Otimização de nanocápsulas carregadas com a-tocoferol pelo método de nanoprecipitação. Ind. Crops. Prod. 50, 896-903.

Patel, N.V., Sheth, N.R., Mohddesi, B., 2015. Formulação e avaliação de nanopartículas de quitosano e Eudragit® carregadas com genisteína e novas isoflavonas para a terapia do cancro. Mater. Today Proceedings 2, 4477-4482.

Paul, M., Fessi, H., Laatiris, A., Boulard, Y., Durand, R., Deniau, M., Astier, A., 1997. Nanopartículas de poli(d,l-lactídeo) carregadas com pentamidina: propriedades físico-químicas e trabalho de estabilidade. Int. J. Pharm. 159, 223-232.

Pinon-Segundo, E., Ganem-Quintanar, A., Alonso-Perez, V., Quintanar-Guerrero, D., 2005. Preparação e caraterização de nanopartículas de triclosan para tratamento periodontal. Int. J. Pharm. 294, 217-232.

Pinto Reis, C., Neufeld, R.J., Ribeiro, A.J., Veiga, F., 2006. Nanoencapsulação I. Métodos para a preparação de nanopartículas poliméricas carregadas com fármacos. Nanomedicina 2, 8 21.

Plasari, E., Grisoni, P.H., Villermaux, J., 1997. Influência dos Parâmetros do Processo na Precipitação de Nanopartículas Orgânicas por Afogamento. Chem. Eng. Res. Des. 75, 237-244.

Poletto, F.S., Fiel, L.A., Donida, B., Re, M.I., Guterres, S.S., Pohlmann, A.R., 2008. Controlo do tamanho de nanopartículas de poli(hidroxibutirato-co-hidroxivalerato) preparadas pela técnica de emulsificação-difusão utilizando etanol como agente de superfície. Colloids Surf. A Physicochem. Eng. Asp. 324, 105-112.

Quintanar-Guerrero, D., Fessi, H., Allemann, E., Doelker, E., 1996. Influência de agentes estabilizadores e variáveis preparatórias na formação de nanopartículas de ácido poli(d,l-lático) por uma técnica de emulsificação-difusão. Int. J. Pharm. 143, 133-141.

Radwan, M.A., 1995. Avaliação in vitro de nanopartículas de poli-isobutilcianoacrilato como transportador controlado de teofilina. Drug Dev. Ind. Pharm. 21, 23712375.

Rastogi, S., Terry, A., 2005. Morphological implications of the interphase bridging crystalline and amorphousregions in semi-crystalline polymers. Interphases and mesophases in polymer crystallisation I in: Allegra, G. (Ed), Advances in Polymer Science 180. Springer, Berlim / Heidelberg, pp. 161-194.

Ravi Kumar, M.N.V., Bakowsky, U., Lehr, C.M., 2004. Preparação e Caracterização de nanoesferas catiónicas de PLGA como transportadoras de ADN. Biomaterials 25, 1771-1777.

Redhead, H.M., 1997. Drug loading of biodegradable nanoparticles for site specific drug delivery, PhD. Tese, Universidade de Nottingham.

Redhead, H.M., Davis, S.S., Illum, L., 2001. Drug delivery in poly(lactide-co-glycolide) nanoparticles surface modified with poloxamer 407 and poloxamine 908: in vitro characterisation and in vivo evaluation. J. Control. Release 70, 353-363.

Ricci-Junior, E., Marchetti, J.M., 2006. Nanopartículas de PLGA carregadas com ftalocianina de zinco (II) para uso em terapia fotodinâmica. Int. J. Pharm. 310, 187-195.

Riley, T., Govender, T., Stolnik, S., Xiong, C.D., Garnett, M.C., Illum, L., Davis, S.S., 1999. Aspectos da estabilidade coloidal e da incorporação de fármacos em nanopartículas micelares de PLA-PEG. Colloids Surf. B Biointerfaces 16, 147-159.

Rodrigues Jr, J.M., Fessi, H., Bories, C., Puisieux, F., Devissaguet, J.p., 1995. Nanopartículas de poli(lactido) carregadas com primaquina: estudo físico-químico e tolerância aguda em ratos. Int. J. Pharm. 126, 253-260.

Rytting, E., Bur, M., Cartier, R., Bouyssou, T., Wang, X., Kruger, M., Lehr, C.-M., Kissel, T., 2010. Desempenho in vitro e in vivo de nanopartículas de salbutamol biocompatíveis com carga negativa. J. Control. Release 141, 101-107.

Saberi, A.H., Fang, Y., McClements, D.J., 2013. Fabricação de nanoemulsões enriquecidas com vitamina E: fatores que afetam o tamanho das partículas usando emulsificação espontânea. J. Colloid Interface Sci. 391, 95-102.

Sahana, D.K., Mittal, G., Bhardwaj, V., Kumar, M.N., 2008. PLGA nanoparticles for oral delivery of hydrophobic drugs: influence of organic solvent on nanoparticle formation and release behavior in vitro and in vivo using estradiol as a model drug. J. Pharm. Sci. 97, 1530-1542.

Sahle, F.F., Balzus, B., Gerecke, C., Kleuser, B., Bodmeier, R., 2016. Formulação e avaliação in vitro de nanopartículas poliméricas entéricas como transportadores dérmicos com potencial de direcionamento dependente do pH. Eur. J. Pharm. Sci. 92, 98-109.

Sahoo, S.K., Panyam, J., Prabha, S., Labhasetwar, V., 2002. O álcool polivinílico residual associado a nanopartículas de poli (D, L-lactida-co-glicolida) afecta as suas propriedades físicas e a absorção celular. J. Control. Libertação 82, 105-114.

Sarkari, M., Brown, J., Chen, X., Swinnea, S., Williams, R.O., Johnston, K.P., 2002. Dissolução melhorada de fármacos utilizando a precipitação evaporativa em solução aquosa. Int. J. Pharm. 243, 17-31.

Seju, U., Kumar, A., Sawant, K.K., 2011. Desenvolvimento e avaliação de nanopartículas de PLGA carregadas com olanzapina para administração do nariz ao cérebro: estudos in vitro e in vivo. Ata Biomater. 7, 4169-4176.

Sheng, Y., Yuan, Y., Liu, C., Tao, X., Shan, X., Xu, F., 2009. Captação de macrófagos in vitro e biodistribuição in vivo de nanopartículas de PLA-PEG carregadas com hemoglobina como substitutos do sangue: efeito do teor de PEG. J. Mater. Sci. Mater. Med. 20, 1881-1891.

Shenoy, D.B., Amiji, M.M., 2005. Nanopartículas de poli(óxido de etileno) modificadas com poli(épsilon-caprolactona) para a administração orientada de tamoxifeno no cancro da mama. Int. J. Pharm. 293, 261-270.

Shin, S.-B., Cho, H.-Y., Kim, D.-D., Choi, H.-G., Lee, Y.-B., 2010. Preparação e avaliação de nanopartículas carregadas com tacrolimus para entrega linfática. Eur. J. Pharm. Biopharm. 74, 164-171.

Singh, L., Choonara, Y.E., du Toit, L.C., Kumar, P., Chakraborty, A., Pillay, V., 2017. Projeto, caraterização e otimização de nanopartículas anfifílicas HA-g-ECL carregadas com lamivudina. J. Drug Deliv. Sci. Technol. 39, 75-87.

Song, K.C., Lee, H.S., Choung, I.Y., Cho, K.I., Ahn, Y., Choi, E.J., 2006. O efeito do tipo de solventes da fase orgânica no tamanho das partículas de nanopartículas de poli(d,l-lactida-co-glicolida). Colloids Surf. A Physicochem. Eng. Asp. 276, 162-167.

Song, X., Zhao, Y., Hou, S., Xu, F., Zhao, R., He, J., Cai, Z., Li, Y., Chen, Q., 2008. Nanopartículas de PLGA carregadas com agentes duplos: estudo sistemático do tamanho das partículas e da eficiência do aprisionamento do fármaco. Eur. J. Pharm. Biopharm. 69, 445-453.

Song, Z., Feng, R., Sun, M., Guo, C., Gao, Y., Li, L., Zhai, G., 2011. Micelas copoliméricas tribloco PLGA-PEG-PLGA carregadas com curcumina: preparação, farmacocinética e distribuição in vivo. J. Colloid. Interface Sci. 354, 116-123.

Stainmesse, S., Orecchioni, A.M., Nakache, E., Puisieux, F., Fessi, H., 1995. Formação e estabilização de uma suspensão coloidal polimérica biodegradável de nanopartículas. Colloid. Polym. Sci. 273, 505-511.

Sutton, D., Wang, S., Nasongkla, N., Gao, J., Dormidontova, E.E., 2007. Libertação de doxorrubicina e 0-lapachona e interação com materiais de núcleo micelar: experiência e modelação. Exp. Biol. Med. 232, 1090-1099.

Swarnakar, N.K., Jain, A.K., Singh, R.P., Godugu, C., Das, M., Jain, S., 2011. Biodisponibilidade oral, eficácia terapêutica e propriedades de eliminação de espécies reactivas de oxigénio de nanopartículas poliméricas carregadas com coenzima Q10. Biomaterials 32, 68606874.

Tam, Y.T., To, K.K.W., Chow, A.H.L., 2016. Fabricação de nanopartículas de doxorrubicina por precipitação controlada de anti-solvente para melhor entrega intracelular. Colloids Surf. B Biointerfaces 139, 249-258.

Tavares, M.R., de Menezes, L.R., Dutra Filho, J.C., Cabral, L.M., Tavares, M.I.B., 2017. Nanopartículas de policaprolactona revestidas superficialmente com aplicação farmacêutica: Avaliação da estrutura e mobilidade molecular por TD-NMR. Polym. Test. 60, 39-48.

Teixeira, M., Alonso, M.J., Pinto, M.M., Barbosa, C.M., 2005. Desenvolvimento e caraterização de nanoesferas e nanocápsulas de PLGA contendo xantona e 3-metoxixantona. Eur. J. Pharm. Biopharm. 59, 491-500.

Tran, T.-H., Nguyen, C.T., Gonzalez-Fajardo, L., Hargrove, D., Song, D., Deshmukh, P., Mahajan, L., Ndaya, D., Lai, L., Kasi, R.M., 2014. Nanopartículas auto-montadas de longa circulação a partir de copolímeros em bloco semelhantes a pincel contendo colesterol para melhorar a entrega de medicamentos aos tumores. Biomacromolecules 15, 4363-4375.

Trimaille, T., Pichot, C., Elaissari, A., Fessi, H., Briangon, S., Delair, T., 2003. Preparação de nanopartículas de ácido poli(d,l-lático) e caraterização coloidal. Colloid. Polym. Sci. 281, 1184-1190.

Vandervoort, J., Ludwig, A., 2002. Estabilizadores biocompatíveis na preparação de nanopartículas de PLGA: um estudo de conceção fatorial. Int. J. Pharm. 238, 77-92.

Vardhan, H., Mittal, P., Adena, S.K.R., Mishra, B., 2017. Longa circulação Nanopartículas de polihidroxibutirato-co-hidroxivalerato para a administração de docetaxel em tumores específicos: Formulação, otimização e caraterização in vitro. Eur. J. Pharm. Sci. 99, 85-94.

Vega, E., Egea, M.A., Valls, O., Espina, M., Garcia, M.L., 2006. Nanopartículas biodegradáveis carregadas com flurbiprofeno para administração oftálmica. J. Pharm. Sci. 95, 23932405.

Wang, Y., Li, P., Kong, L., 2013. Nanopartículas de PLGA modificadas com quitosana com superfície versátil para melhor entrega de medicamentos. AAPS PharmSciTech 14, 585-592.

Wang, Y., Tan, Y., 2016. Aumento da capacidade de carga de drogas de nanopartículas carregadas com 10-hidroxicamptotecina preparadas por um método de nanoprecipitação em duas etapas. J. Drug Deliv. Sci. Technol. 36, 183-191.

Yin, T., Yang, L., Liu, Y., Zhou, X., Sun, J., Liu, J., 2015. Nanopartículas de selénio modificadas com ácido siálico (SA) revestidas com péptido B6 de elevada permeabilidade à barreira hematoencefálica para potencial utilização na doença de Alzheimer. Ata Biomater. 25, 172-183.

Yoo, H.S., Lee, K.H., Oh, J.E., Park, T.G., 2000. Actividades anti-tumorais in vitro e in vivo de nanopartículas baseadas em conjugados doxorrubicina-PLGA. J. Control. Libertação 68, 419-431.

Yordanov, G., 2012. Influência do método de preparação nas propriedades físico-químicas de nanopartículas coloidais carregadas com econazole poli (cianoacrilato de butilo). Colloids Surf. A Physicochem. Eng. Asp. 413, 260-265.

Yordanov, G., Skrobanska, R., Evangelatov, A., 2012. Envolvimento de epirrubicina em nanoesferas coloidais de poli (butil cianoacrilato) por nanoprecipitação: desenvolvimento de formulação e estudos in vitro em linhas de células cancerígenas. Colloids Surf. B Biointerfaces 92, 98-105.

Yousry, C., Elkheshen, S.A., El-Laithy, H.M., Essam, T., Fahmy, R.H., 2017. Investigação da influência das variáveis de formulação e processo em nanopartículas poliméricas carregadas de vancomicina como um potencial transportador para uma melhor entrega oftálmica. Eur. J.

Pharm. Sci. 100, 142-154.

Yu, F., Li, Y., Liu, C.S., Chen, Q., Wang, G.H., Guo, W., Wu, X.E., Li, D.H., Wu, W.D., Chen, X.D., 2015. Cápsulas com revestimento entérico preenchidas com micropartículas monodispersas contendo nanopartículas de PLGA-lípido-PEG para administração oral de insulina. Int. J. Pharm. 484, 181-191.

Zeisser-Labouebe, M., Lange, N., Gurny, R., Delie, F., 2006. Nanopartículas carregadas com hipericina para o tratamento fotodinâmico do cancro do ovário. Int. J. Pharm. 326, 174-181.

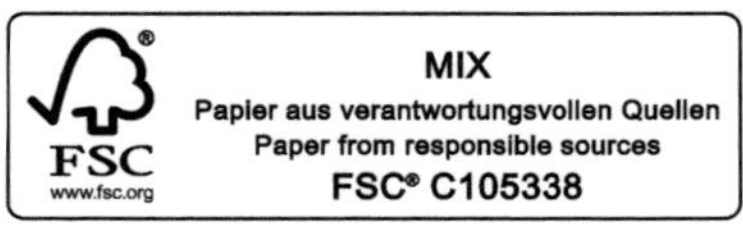

Printed by Books on Demand GmbH, Norderstedt / Germany